ESTE APEGO NO VA CONTIGO

JESSICA BAUM

ESTE APEGO NO VA CONTIGO

Ganar seguridad en la vida y el amor

ⴅIANA

CRÍTICAS

«La franqueza, la vulnerabilidad y la sensibilidad clínica de Jessica Baum son la base de este poderoso viaje de crecimiento personal, destinado a cualquiera que haya experimentado algún tipo de apego no seguro, oficialmente denominado "ambivalente", pero popularmente conocido como "apego ansioso". La ciencia que estudia la relación entre padres e hijos (la investigación sobre el apego) revela una creciente preocupación e interés por nuestro deseo de establecer vínculos, propio de una experiencia interior basada en la ansiedad y la incertidumbre. Gracias a la plasticidad neuronal, podemos construir nuevas redes neuronales que en nuestra infancia no pudimos crear y que nos habrían ayudado a vivir con serenidad nuestros mayores retos a nivel relacional. Ahora, con esta fantástica guía, puedes aprender a cultivar habilidades para lograrlo. En esta obra, que es a la vez práctica y científica, descubrirás cómo "aprender" o "ganar" seguridad a través de varios pasos para construir habilidades que no pudiste desarrollar en tu infancia. ¡Demos la bienvenida al desafío (y la gran oportunidad) de transformar nuestra vida desde el interior!».

DANIEL J. SIEGEL, director del Mindsight Institute, profesor de la Facultad de Medicina de UCLA, autor de los *bestsellers* de *The New York Times: IntraConnected, Consciente* y *Viaje al centro de la mente*, y coautor de *Ser padres conscientes*

«Jessica pone todo su corazón en todo lo que hace, y este libro es un regalo para tu auténtico yo. La autoestima es la base de la autorrealización y de una vida equilibrada. Lectores, esta obra les va a encantar».

SHANNON KAISER, autora de *The Self-Love Experiment*

«En un mundo repleto de promesas vacías y falsas apariencias, Jessica Baum ha escrito un libro que ofrece lo que promete. En *Este apego no va contigo*, lleva de la mano a sus lectores para emprender un viaje de sanación que les permite entender el porqué de sus inseguridades a nivel relacional y les da herramientas concretas para reparar problemas del pasado y abrazar un futuro lleno de relaciones significativas y enriquecedoras con ellos mismos y con los demás».

PAUL L. HOKEMEYER,
psicoterapeuta y autor de *Fragile Power*

«Jessica Baum es una autora moderna y enérgica que aporta nuevos conocimientos para aprender a amarnos a nosotros mismos y a los demás. Su libro contiene información potente y formas originales de abordar el tema del autocuidado. Recomiendo mucho su lectura».

JOHN LEE, autor de *The Half-Lived Life* y
Growing Yourself Back Up

«La obra de Jessica es una bocanada de aire fresco. Combinando una aproximación clínica con otra más espiritual, este libro ayuda a entender los entresijos de las relaciones modernas y proporciona una guía práctica para sanar nuestras relaciones a través de nuestra propia sanación».

JAMES MCCRAE, autor de *Sh#t Your Ego Says*

«En este libro, Jessica te conduce a través de un recorrido espiritual. *Este apego no va contigo* trata temas complejos relacionados con la codependencia, y su forma de explicarlos hace que sean fáciles de entender. La obra de Jessica ayuda a que te sientas acompañado en todas las etapas de la transformación que propone».

AMY LEIGH MERCREE, autora de los *best sellers*
A Little Bit of Goddess y *A Little Bit of Mindfulness*

«Aprender a establecer vínculos con los demás de forma sana es uno de los mejores regalos que puedes hacerte, y *Este apego no va contigo* te proporciona las herramientas que necesitas para hacerlo. Jessica te empodera para que puedas aferrarte a tu seguridad interior, lo cual transformará tus relaciones más importantes».

R. Scott Gornto, doctor, académico de teología, terapeuta y autor de *The Stories We Tell Ourselves*

Dedicado a mi compañero cósmico, Sven.
Es tu amor incondicional lo que hace que me sienta más
segura de lo que podría haberme imaginado.

ÍNDICE

INTRODUCCIÓN

En mi juventud, era un desastre en lo que se refiere a salir con gente. Alargaba relaciones para no estar sola, y los hombres con los que salía no estaban disponibles emocionalmente ni en sintonía con mis necesidades. La pasaba muy mal. Me sentía rechazada por su aparente falta de interés, y furiosa porque ni siquiera parecía importarles lo suficiente como para preguntarme qué necesitaba.

Me gustaría compartir dos experiencias que me desestabilizaron y activaron mi patrón de apego, que tan arraigado tengo. Me conectaron con las mismas heridas, pero en apariencia eran historias muy distintas. A los 19 años tuve un novio que estaba muy absorto en el trabajo porque tenía su propia empresa. Tras los inicios de la relación, cuando esta se vuelve menos intensa, volvió a centrarse en su trabajo, que ahora sé que simplemente era lo que necesitaba hacer. No era un mal chico. Tan solo era una persona que estaba emprendiendo su propio negocio y, por tanto, estaba sometido a mucho estrés. Pero su distanciamiento progresivo me conectó con un sentimiento de abandono y comencé a experimentar ansiedad. Perdí peso y empecé a sentir que mi vida no tenía sentido. Me asusté, y la agitación que iba aumentando en mi interior se hizo tan intensa que me tuvieron que hospitalizar por ansiedad aguda. Cuando el médico me preguntó por qué estaba ahí, contesté: «Porque mi novio no me quiere». Mi miedo a estar sola estaba detrás de todo esto, y la transformación que había sufrido la relación en cuanto a su intensidad despertó en mí una profunda inquietud interna. No entendía lo que me estaba sucediendo. Sentía que me estaba volviendo loca. Leí todos los libros que pude sobre la codependencia; pero, a pesar de que me ayudaron, seguían sin explicarme lo que le estaba pasando a mi cuerpo.

Años después, me casé con un hombre que era completamente incapaz de establecer vínculos. Cuando empezamos a salir, yo no le daba importancia si no me respondía los mensajes. Pero, con el tiempo, me volví hiperreactiva a la más mínima señal de desafección. El choque entre su patrón evitativo y el mío, que buscaba el vínculo, se evidenciaba cada seis u ocho semanas. Me sentía atrapada en un ciclo sin fin, pero creía que el compromiso del matrimonio de algún modo acabaría con esta dinámica y me aportaría seguridad. Ahora para mí tiene sentido que, justo cuando comenzábamos a acercarnos más (y yo a sentirme más segura), él se apartara a causa de su pánico a la intimidad. Dejaba de mandarme mensajes y la comunicación se volvía monótona y escasa. A medida que se distanciaba, sentía cada vez más que no había nadie cuando miraba a la persona que estaba a mi lado. Todo mi cuerpo reaccionaba a su desvinculación. En una milésima de segundo se me aceleraba el corazón y el estómago me daba un vuelco, como si me estuvieran arrancando algo del cuerpo. Mi visión se tornaba borrosa y el pánico se apoderaba de mí. Cuando no podía recuperar la conexión con él, me colocaba en posición fetal y me sentía tan perdida y abandonada como de pequeña. Su incapacidad para conectar, y en particular su mirada vacía, me habían trasladado a mis primeras experiencias con el abandono. Era como si me hubieran despojado de todo tipo de sustento.

El inicio de mi edad adulta fue oscuro y confuso. No entendía lo que le sucedía a mi cuerpo ni mis emociones, y me sentía muy inestable. El cambio llegó cuando aprendí a reconocer mi patrón de apego, las respuestas automáticas de mi sistema nervioso y mis heridas internas. Pude echar la vista atrás y darme cuenta de que la ansiedad constante provocada por la separación había estado presente en toda mi vida. Eso me permitió encontrarles el sentido a mis sensaciones físicas y crear una base para la compasión y la sanación. Escribí este libro para ofrecerte justo esto: una comprensión profunda de lo que realmente le está pasando a tu cuerpo y de por qué has acabado siendo una persona que tiende a abandonarse a sí misma. Con esta guía, recorreremos juntos un camino de sanación que te aportará seguridad interna para poder desarrollar relaciones personales plenas.

Vamos a empezar con algunas preguntas. Responderlas con calma te ayudará a saber si tienes apego ansioso. Tratan sobre los sentimientos y las conductas que experimentamos cuando la infancia nos legó una gran cantidad de ansiedad totalmente legítima relacionada con la incertidumbre de si alguien permanecerá a nuestro lado o no. Algunas de ellas tienen que ver con la propia ansiedad, y otras, con el modo en que tratamos de protegernos de esta ansiedad. Por favor, trátate bien a la hora de responder las siguientes preguntas:

¿Sueles pensar continuamente en tu pareja actual, desatendiendo otros aspectos de tu vida?

¿Tiendes a hablar sin parar con tus amistades de tu pareja y su relación?

¿Abandonas lo que quieres hacer para adaptarte a lo que crees que quiere tu pareja?

¿Idealizaste a tu pareja en un principio y luego te decepcionaste al ver que no cubre tus necesidades a la perfección?

Si tu pareja no responde rápidamente a un mensaje, ¿se te dispara la ansiedad?

¿Te inventas teorías que expliquen el motivo por el que tu pareja no te contesta al momento?

¿Tratas de contactar repetidamente con tu pareja cuando no te responde al instante?

¿Estableces vínculos muy rápido y luego sientes mucha ansiedad al plantearte si será una relación duradera?

¿A veces amenazas con dejar a tu pareja cuando no te da toda la atención que reclamas?

¿Te apartas de tu pareja si no satisface tu necesidad de contacto?

¿Tienes prisa por restablecer la conexión cuando ha habido un conflicto e insistes en seguir hablando hasta que sientas de nuevo la conexión con tu pareja?

¿Aleccionas o culpas a tu pareja por no estar en contacto contigo tanto como necesitas?

¿Llevas la cuenta de las veces que tu pareja ha hecho algo mal?

¿Te enfadas fácilmente (contigo mismo o con tu pareja) si no está tan disponible como necesitarías?

¿Te planteas tener una aventura, o ya la tienes, para hacer que tu pareja se ponga celosa?

¿Revisas las redes sociales de tu pareja para conocer todos sus movimientos?

¿Miras el teléfono de tu pareja para ver con quién ha estado en contacto y asegurarte de que no te está mintiendo?

En primer lugar, debes saber que no pasa nada si te identificas con todas o alguna de estas conductas. Pronto comenzarás a entender por qué tienes esta tendencia y podrás sentir más compasión hacia ti. Puede ser doloroso o vergonzoso reconocer estas emociones y conductas. No obstante, el trabajo que realizaremos juntos también te ayudará a que te des cuenta del sufrimiento y el miedo que sientes, y de que mereces tener un apoyo a la hora de curar las heridas que te conducen a este tipo de reacciones en tus relaciones.

Empecemos por algo que tal vez te resulte extraño. ¿Qué pasaría si te dijera que para mejorar la calidad de tus relaciones te tienes que centrar en ti más a menudo? Seguramente es lo contrario a lo que has aprendido sobre ser una pareja cariñosa y solícita. Puede que incluso creas que, para recibir amor, tienes que dar y dar, como si el amor fuera algo que tuviera que ganarse. Pero es lo que repito una y otra vez: para cultivar relaciones sanas, necesitamos entendernos a nosotros mismos de forma profunda y sanar las heridas que nos han mantenido en este horrible ciclo, para así poder entrar en nuestra próxima relación de pareja sintiéndonos más fuertes y seguros de nosotros mismos. A este proceso de transformación lo denomino alcanzar la propia plenitud.

Cuando en una relación te muestras desde esta posición de empoderamiento, las estrategias para llamar la atención ya no tienen sentido. Además, también atraerás a personas que son más compatibles contigo. Tendrás herramientas para usar cuando aparezcan dificultades, y sabiduría para saber si ha llegado o no el momento de dejar una relación.

Como consejera de parejas durante más de 10 años, he ayudado a miles de mujeres y hombres a alcanzar su propia plenitud, así como a atraer y construir relaciones en las que hay más comprensión e intimidad. Me dedico a esto porque mi propia sanación me enseñó que es posible cambiar nuestra conducta cuando estamos en una relación. La clave para mí fue entender que tenía apego ansioso y que era mi patrón aprendido el que llevaba las riendas de mis relaciones románticas. La causa de este estilo de apego es una inseguridad profunda que a veces se manifiesta como una especie de adicción al amor. Un buen indicador de que estamos estancados en una relación de este tipo es que, a pesar de saber que nos hacen daño, seguimos atrapados en ella hagamos lo que hagamos, o atraemos el mismo tipo de relación una y otra vez, lo cual nos confunde y agota.

Me resultó de mucha ayuda entender que las primeras interacciones en mi infancia habían establecido este patrón en mi sistema nervioso, y que ahora se manifestaban en mi vida sentimental y adulta. Enfrentarme a ello significó ser realmente consciente de que, al tratar de usar las relaciones románticas para «arreglar» lo que una vez se rompió en mi interior, o para sentirme más completa, solo me traía más decepción y me hundía más. Tuve que parar, crearme una red de apoyo en la que pudiera confiar y pasar tiempo curando la ansiedad que mis padres, con toda su buena intención, habían anclado tan bien dentro de mí.

No se trata de culpar a nuestros padres de nada. Lo hicieron lo mejor que pudieron con lo que ellos mismos recibieron. Y, seguramente, nos quisieron de la forma que aprendieron a hacerlo; pero el amor no es lo único que se necesita para construir una base sólida para sentir seguridad en uno mismo. Para ello, se requiere que nuestros padres nos vean y estén presentes, incluso si somos complicados y estamos enfadados o tristes. También tienen que amar y sentir curiosidad por las personas en las que nos estamos convirtiendo, y apoyar todos los aspectos de nuestro ser. Si nos miran de verdad, ven cómo estamos por dentro y cuentan con las herramientas adecuadas para reparar los errores que hayan podido cometer. Todas estas cosas generan seguridad para que crezcamos como personas auténticas y con confianza. Estas experiencias con nuestros padres literalmente construyen nuestro cerebro y nos hacen capaces de tener relaciones plenas cuando estemos preparados para la amistad y el amor. Tal vez lo más importante de todo esto es que interiorizamos a nuestros padres como compañeros de viaje que conforman el núcleo duro de una especie de comunidad interior que nos servirá de apoyo durante toda nuestra vida. Más adelante indagaremos más sobre el cerebro y esta interiorización.

A muchos padres simplemente no les dieron lo que habrían necesitado para proporcionar este tipo de seguridad, y cuando interiorizamos a nuestros padres, también nos llevamos su ansiedad, rabia o ausencia. Y luego es trabajo nuestro repararlo. Debo decir que este proceso de curación ha sido el más difícil que he hecho jamás. Significó revisitar heridas del pasado, lo que poco a poco me permitió ir cambiando las expectativas sobre las relaciones que tenía arraigadas. El mayor catalizador para realizar este trabajo fue la ruptura de mi primer matrimonio. Al volver a estar soltera, tuve que enfrentarme a la soledad, la confusión y el miedo. Me di cuenta de que la relación había destapado las profundas heridas que habitaban en mi subconsciente, de modo que podía sanarlas. Durante esta época, empecé a buscar relaciones de amistad emocionalmente seguras y a confiar en amigos que se mostraban cariñosos y consistentes. Esto me ayudó a sentirme segura mientras reparaba mi mundo interior. Sus cuidados me dieron la seguridad que necesitaba para realizar esta tarea, y también calmaba mi sistema nervioso. Sé que interioricé estas relaciones porque, mientras escribo estas palabras, puedo sentir su apoyo bondadoso como comunidad. Y, poco a poco, a medida que me iba curando, no me perdí en amores románticos como había hecho anteriormente. Este proceso me aportó calma interior, estabilidad, conocimiento de mis necesidades y confianza en mí misma, cosa que nunca imaginé que fuera posible. Finalmente, me condujo a mi compañero actual, con quien establecí un vínculo seguro. En esta relación, comencé a integrar todo mi crecimiento y consciencia, lo que nos permitió alcanzar una intimidad verdaderamente profunda y satisfactoria. Como resultado, me siento apoyada por mi pareja de una forma que nunca antes había experimentado, y soy capaz de mostrarle el mismo nivel de apoyo y aceptación. Con independencia de en qué momento del camino te encuentres, el proceso de transformación que exploraremos juntos en este libro también te permitirá a ti entender lo que necesitas para sanar viejas heridas y poder cultivar relaciones sanas, amorosas y estables. Este es mi deseo al escribir este libro.

En los tres primeros capítulos, nos centraremos en profundizar nuestra comprensión sobre nuestro ser y nuestras conductas en las relaciones. Esto nos permitirá desarrollar la sabiduría y la compasión necesarias para abrazar aspectos nuestros que rechazamos. Esta concienciación y aceptación establece la base para el cambio.

Comenzaremos analizando dos tipos de estilo de apego, que surgen en la infancia y que hacen que las personas se relacionen de un modo determinado en la edad adulta, especialmente en las relaciones más íntimas. Algunas personas pueden haber desarrollado un estilo de apego ansioso como el que he descrito antes, que es el que tenía yo. Esto debemos diferenciarlo de los sentimientos que se nos despiertan a todos al inicio de una relación. Debido a que todo es nuevo y desconocido, la dinámica no siempre sale a la luz al principio. Pasamos por sentimientos muy variados, y tiene sentido que a veces todos nos preguntemos si podemos arriesgarnos a dejarnos llevar y a mostrarnos vulnerables. Puede resultar confuso, porque la relación empieza con un sentimiento de dicha y entusiasmo, pero luego asoman los miedos a la intimidad y se activan nuestras heridas internas, con lo cual nos sentimos perdidos y desconcertados.

El apego ansioso surge de un sentimiento muy profundo de inestabilidad interna, donde las viejas heridas hacen que anticipemos, una y otra vez, el abandono. Estos sentimientos se pueden traducir en conductas que, irónicamente, apartan a nuestra pareja: mandar decenas de mensajes seguidos, mirar a escondidas su celular, obsesionarse con sus publicaciones en las redes sociales o mostrar inseguridad y celos. Detrás de este tipo de conductas se esconde el miedo, así como una necesidad desesperada por mantener a la otra persona cerca y que nos preste atención. ¿El resultado? Dolor, agitación y, en última instancia, relaciones inviables.

Este libro está escrito para la gente que tiene apego ansioso, pero también puede ser útil para entender el estilo de apego opuesto. El apego evitativo también se construye con las experiencias de la primera infancia, en la que los padres no estaban presentes o no estaban disponibles emocionalmente. Pero las personas con apego evitativo desarrollan distintos tipos de estrategias. Al ver que es peligroso confiar en los demás en una relación, las personas con un tipo de apego evitativo aprenden a protegerse a sí mismas, poniendo distancia en el plano afectivo. Suelen centrarse mucho en su carrera profesional y apartarse cuando acecha la intimidad. Son muy críticas con sus parejas, lo cual a menudo es el motivo por el cual terminan una relación. Me dejaron muchas veces de este modo. Nos centraremos en estos dos tipos de estilo de apego, porque suelen atraerse mutuamente como los insectos a la luz.

En el siguiente capítulo, exploraremos el mundo de nuestras partes más infantiles. Nos referiremos a ellas como nuestro niño interior, que aprendió lo que tenía que hacer para mantener el vínculo con sus padres. Necesitamos mostrar compasión al observar que nuestras conductas que más nos desagradan fueron esenciales para permanecer conectados con los que eran los seres más importantes de nuestra vida. Estas primeras pérdidas nos conducen a heridas de las que tal vez no éramos conscientes, pero que hacen que sigamos comportándonos de la misma forma en la edad adulta.

Habiendo comprendido esto, en el último capítulo de la primera parte podemos explorar cómo el baile ansioso-evitativo en relaciones adultas tiene su origen en estas experiencias de la niñez. Dos personas que buscan una relación amorosa caen en el patrón que conocen para protegerse, debido a estas heridas de la infancia. Esto conduce a lo que Melody Beattie denomina «codependencia».[1] Una definición muy corta de codependencia sería tratar de controlar las emociones y los comportamientos de la otra persona para no tener que experimentar nuestros propios sentimientos dolorosos. Persona ansiosa: «Si puedo hacer que estés cerca de mí, no tendré que sentir el miedo al abandono que me carcome por dentro». Persona evitativa: «Si puedo mantener la suficiente distancia contigo, no tendré que experimentar la vulnerabilidad que amenaza con hacerme sentir el vacío dentro de mí». En realidad, los dos miembros de la pareja dependen del otro para sentirse protegidos, pero de un modo que tan solo garantiza más malestar para ambos. Las personas evitativas se convencen aún más de que hay que evitar las relaciones, y las personas ansiosas, que están más en contacto con sus emociones, padecen un enorme sentimiento de abandono cuando tratan, por todos los medios, de darse mucho al otro para mantenerlo a su lado. Examinaremos a fondo esta dinámica.

En la última parte de este capítulo, veremos el tipo de heridas que conducen a conductas todavía más destructivas, como son la adicción al amor en casos de personas ansiosas y el narcisismo en el caso de personas evitativas. Por el hecho de haber experimentado yo misma este tipo de relaciones, conozco de cerca el dolor que generan y la necesidad de que los que establecemos vínculos de forma ansiosa curemos las heridas que nos hacen vulnerables.

Luego abordaremos la parte central del libro: sanar nuestras heridas y alcanzar la propia plenitud. Realizaremos juntos este recorrido. Tal vez la lección más importante que aprendí cuando traté mi apego ansioso fue que el hecho de enfrentarme a mis miedos más profundos al abandono, a la soledad y a no sentirme merecedora de amor era la clave para alcanzar una plenitud sana y poder tener una relación equilibrada. Cuanto más ignoremos estas partes heridas y vulnerables, más tiempo experimentaremos relaciones dolorosas, que nos hacen sentir el mismo miedo y abandono que nos resulta tan familiar porque marcó nuestra infancia.

A los seres humanos no nos gusta el dolor, y muchas veces hacemos cualquier cosa para evitar enfrentarnos a algo que nos resulta doloroso. El trabajo interno para alcanzar la propia plenitud, que incluye identificar dónde se ubica este dolor y tratar con amabilidad estas heridas, no es una excepción, hasta tal punto que muchos de nosotros viviremos toda nuestra vida sin atender a nuestro dolor. Incluso cuando instintivamente sentimos que así es como podemos librarnos de vínculos insanos, a menudo huimos del trabajo interno porque no contamos con la suficiente ayuda como para entrar en contacto con este miedo y dolor tan profundos. Nuestra sociedad nos suele animar a realizar este trabajo solos, pero es importante contar con las personas adecuadas, ya sea un terapeuta o un par de amigos que sepan escuchar con atención y sin juzgar. Además, tengo el privilegio de acompañarte yo también en este camino a lo largo de este libro. Trabajaré contigo para ayudarte a desarrollar tu propio sistema interno de apoyo. Si te permites sentir cómo los demás te cuidan y te escuchan, eso también generará una sensación de seguridad, que es un ingrediente vital (y que muchas veces falta) para alcanzar la plenitud. Esta red de seguridad externa calmará tu sistema nervioso, establecerá una comunidad interior de apoyo y permitirá que adquieras consciencia para poder responder de forma distinta cuando surjan tus necesidades de apego. Con el tiempo, sentirás mucha más seguridad y confianza.

Empezaremos con un ejercicio introspectivo que nos ayudará a desarrollar lo que se denomina «interocepción», que consiste en escuchar las sensaciones de tu cuerpo para entrar en contacto con tu mundo interior. Es ahí donde nuestras heridas permanecen almacenadas y protegidas hasta que alguien nos ayuda a curarlas. Podemos entrar en contacto con nuestra parte más infantil, nuestro niño interior, abrazar sus experiencias y conocer a nuestros protectores internos y a nuestros apoyos internos. Como yo estaré a tu lado y además buscarás otros acompañantes (amigos de confianza o un terapeuta), tendrás todo lo que necesitas para realizar esta parte del camino.

Como ya habremos desarrollado esta capacidad para escucharte por dentro, en el siguiente capítulo tu niño interior empezará su viaje de sanación. A lo largo de tu vida, puedes realizar tantas veces como quieras los ejercicios guiados que hay en él, que le darán a tu niño el apoyo que necesita. Para acompañarte, grabé estas meditaciones* para poder hacerlas juntos. Esta parte del trayecto a veces resultará dolorosa, porque entraremos en contacto con el miedo y la angustia que te han marcado desde tu infancia. Pero podrás superarla sin problemas, porque, al escucharte por dentro, te tratarás con amabilidad y cuidado, y con ello estarás construyendo unos recursos internos que tendrás para toda la vida. Esta transición hacia la propia plenitud es posible porque eres lo suficientemente valiente como para realizar este trabajo.

En el último capítulo de la segunda parte, exploraremos el movimiento que va desde el hecho de darte a los demás en exceso (abnegación) a la autorrealización o plenitud. Es decir, lo que sería el resultado final de todo este trabajo interior. Repasaremos por qué

---

* En inglés en: <https://www.beselffull.com/meditations>.

tipo de narrativas y lógicas nos hemos movido, y celebraremos la nueva plenitud que poco a poco te irá inundando, a medida que ayudemos a sanar a tu niño interior y a fortalecer tus propios apoyos internos. Hay un ejercicio guiado para fortalecer tanto la propia plenitud como un sentimiento de gratitud creciente por tus nuevos cimientos sólidos y estables.

Llegados a este momento, estaremos listos para avanzar hacia la tercera parte. ¿Qué te parecería tener una relación de interdependencia en una relación de pareja? En este tipo de relación, ambos miembros de la pareja gozan de la suficiente seguridad interior como para no depender exclusivamente del otro para sentirse vinculados y como para estar a gusto en un contexto de intimidad que va aumentando. Al mismo tiempo, pueden contar el uno con el otro para apoyarse. Podríamos decir que ninguno de los dos abandona ni invade al otro. Emprender una relación de este tipo supone, a la vez, un reto y una recompensa. Significa desarrollar nuevos límites tanto internos como externos (capítulo 7), para poder trabajar en los aspectos que lo requieran y que así se refuerce la relación en vez de romperla (capítulo 8), y recurrir a los recursos que nos ofrece el universo para mantener una vida que esté continuamente renovando su capacidad para manifestar amor (capítulo 9).

Creo que las personas entran en nuestras vidas por algún motivo, y que cada persona con la que nos cruzamos lleva consigo una lección que ofrecernos. Tan solo necesitamos mostrar una actitud abierta para recibirla. Visto de este modo, podríamos decir que la naturaleza subyacente de todas las relaciones es de tipo espiritual. Esta es la razón por la que el proceso hacia la plenitud es también un viaje espiritual en el que buscamos conectarnos, no solo con nuestro ser interior, sino también con una fuente incondicional de amor y ayuda, que es tan grande que no se puede definir con palabras.

Este viaje hacia el interior es un gran misterio. Puede que sintamos que algo divino nos apoya, que nunca estamos solos y que el universo realmente nos cubre las espaldas. La neurociencia relacional también nos dice que estamos hechos para este tipo de conexiones que nos ofrecen seguridad y apoyo, que llenan nuestro cuerpo con los neuroquímicos que producen los lazos cariñosos y seguros.[2] Al confiar en esta conexión espiritual y con la ayuda humana adecuada, empezaremos a actuar de forma más espontánea y creativa, incrementando nuestras posibilidades de vivir un amor sano. A medida que vayas sanando, te sentirás más seguro en el mundo, en tus relaciones y contigo mismo.

Esto debería ser una motivación para el viaje que estamos a punto de iniciar, un camino a través del cual te comprenderás mejor y podrás sanar tus heridas, de modo que ya no buscarás fuera todo lo que necesitas para sentirte a salvo y poder crecer. El trabajo que contienen estas páginas (que incluye meditaciones guiadas y ejercicios para ayudarte a navegar por tus necesidades y heridas emocionales más profundas) está diseñado para iluminar las partes de tu mundo interior que requieren amor y cuidado, para animarte a explorar las dinámicas que marcaron tus relaciones anteriores y que nos dan pistas sobre tus partes más vulnerables y dolorosas. Avanza en la lectura de este libro a tu ritmo y dedica todo el tiempo que necesites para profundizar en tu mundo interior. Juntos podemos hacerlo.

PRIMERA PARTE

CÓMO NOS PERDEMOS
A NOSOTROS MISMOS

CAPÍTULO 1

NUESTRO ROL EN LAS RELACIONES

Lo primero que quiero que sepas, y que es crucial, es que entiendas que el deseo de tener pareja es la cosa más natural del mundo. Todos estamos programados para establecer vínculos con los demás de forma íntima. Nacemos físicamente conectados a nuestra madre a través del cordón umbilical, que ha sido literalmente nuestro modo de subsistencia; es un milagro de la vida. Cuando somos bebés, y durante la infancia, seguimos apoyándonos en nuestros padres y en la familia para sobrevivir, y gran parte del hecho de hacerse mayor pasa por aprender a ser autosuficiente, hasta que, al final, somos capaces de cubrir nosotros nuestras necesidades para sobrevivir. Como adultos, la sociedad nos dice que es importante ser autosuficiente e independiente, pero si tenemos apego ansioso, nuestro mundo interior nos dice que debemos aferrarnos a las relaciones o, de lo contrario, nos abandonarán. En realidad, la capacidad para moverse en un punto medio, para alcanzar la interdependencia, está marcada incluso antes de que nazcamos. Somos criaturas sociales desde que nacemos hasta nuestro último aliento, siempre buscando personas fieles en las que confiar y que también puedan confiar en nosotros. No hay nada que diga «Estoy a salvo» como un vínculo real con otra persona.

Cuando nos vemos en el mundo exterior y buscamos establecer vínculos fuera del ámbito familiar, ¿cómo podemos saber que la persona a la que nos estamos abriendo está a la altura y no nos va a romper nuestro tierno corazón? Ante tal incertidumbre, los adultos preferimos reprimir nuestro deseo a establecer vínculos y volvernos superindependientes, o bien quemar una relación tras otra, para no sentir nunca el dolor de la soledad en nuestro interior. Si bien es cierto que ya no necesitamos ningún tipo de vínculo para tener comida, ropa y cobijo asegurados, nuestras relaciones adultas cumplen dos papeles distintos, y ambos igual de importantes: la necesidad de vernos y conocernos a través de la mirada del otro, lo que hace que nos sintamos respaldados y seguros, y la satisfacción de una relación íntima a largo plazo con otra persona.

En nuestras relaciones más íntimas, en las que nos sentimos lo suficientemente seguros y relajados como para ser nosotros mismos, somos capaces de acceder a capas más profundas de nuestro ser y descubrir la alegría de que nos acepten por lo que realmente somos. De este modo, nuestras relaciones íntimas se convierten en un espejo de nuestro ser completo. Al sentirnos seguros siendo este ser completo, podemos conocer y entender nuestras necesidades más profundas, y salir a buscar nuestro lugar en el mundo con confianza. No hay nada que nos proporcione más validación y liberación que tener el permiso para ser nosotros mismos, sin más. Y en una relación sana, este permiso está garantizado para ambos miembros de la pareja, a través de un intercambio mutuo, incondicional y continuo de aceptación y aprecio. Cuando este es el caso, los conflictos se consideran una forma de fortalecer la empatía y la comprensión, lo cual nos puede acercar aún más al otro. Todo esto hace que nos sintamos cómodos en la intimidad, y nos permite dar y recibir amor de forma fácil.

Dependiendo de las influencias que hayamos recibido de nuestros padres y de nuestro entorno cultural, puede que tengamos que esforzarnos para conseguir este apego seguro y sano. Tal vez, en la infancia, sentimos que no se interesaron por nosotros, con lo que hemos aprendido a solucionar nuestros problemas por nuestra cuenta. O tal vez solo nos desatendían ocasionalmente, de modo que nos aferramos a cualquier tipo de muestra de atención y afecto que nos llegue porque no confiamos en que siempre podamos obtenerla. Cuando la base de nuestros vínculos se ha construido en terreno movedizo, debemos sanar estas heridas para crear las relaciones seguras que deseamos.

¿QUÉ ES LA TEORÍA DEL APEGO?

La teoría del apego, también conocida como la ciencia que estudia cómo establecemos vínculos en nuestra infancia,[1] fue acuñada por el psicólogo John Bowlby en la década de 1950. Bowlby explicó que, siendo bebés, dependemos de nuestros cuidadores para nuestras necesidades básicas, y el modo en que estos cuidadores (padres, abuelos y hermanos) cubren estas necesidades crea un estilo de apego determinado. Esto puede influir en cómo nos relacionamos con los demás tanto en nuestra infancia como en la edad adulta. Bowlby, junto con su colega Mary Ainsworth, identificó, además, tres estilos distintos de apego: ansioso, evitativo y seguro. La comprensión de estos modelos relacionales es la base de mi labor como terapeuta de parejas, y también me ayuda a entender las tendencias de mis propias relaciones, después de que mi primer matrimonio terminara en un devastador divorcio. Cuando toqué fondo, tuve claro que había llegado la hora de cambiar. Me di cuenta de que necesitaba construir una seguridad interna, que me había faltado durante toda mi vida, al descubrir que mi estilo de apego ansioso era el origen de mi infelicidad.

Como dije en la introducción, los que experimentan apego ansioso tienen miedo a ser abandonados porque sus padres les atendían de forma inconsistente. Para asegurarse de que esto no suceda de nuevo, centran toda su energía en encontrar una relación. Su necesidad de sentir el vínculo suele asfixiar emocionalmente a sus parejas, porque no pueden dejar de obsesionarse con el nivel de compromiso del otro. Cuando la otra persona empieza a distanciarse, a menudo sale a la superficie el sentimiento de no merecer amor. Su vida se puede convertir en una búsqueda sin fin de una relación que les demuestre que son dignos de ser queridos, pero la necesidad de aferrarse a esta confirmación, fruto del miedo y la inseguridad, provoca demandas que en muchas ocasiones terminan con el tan temido abandono.

Por otro lado, las personas con apego evitativo sienten una fuerte necesidad por apretar el botón de salida a la menor muestra de intimidad. En estos casos, la creencia es la misma («No recibiré el amor que necesito»), pero se transmitió de manera distinta a través de unos padres que nunca pudieron atender las necesidades emocionales de sus hijos. La conclusión lógica a la que estos llegan es que tienen que arreglárselas solos, de modo que aprenden a apreciar la independencia y la autosuficiencia por encima de cualquier cosa, porque no creen que nadie pueda cubrir sus necesidades emocionales.

Los que tienen un estilo de apego seguro se sienten más cómodos en la intimidad y confían en que sus necesidades emocionales serán cubiertas. En su infancia, sus padres les ofrecieron amor y cuidados de forma continuada, y les comunicaron lo dignos de recibir amor que eran. Esto los prepara para querer y esperar interdependencia en sus relaciones adultas. Son capaces de dar amor y apoyar a su pareja sin perderse a sí mismos, de modo que pueden fácilmente establecer vínculos de intimidad con otra persona, sin necesidad de pruebas continuas, y al mismo tiempo dedicarse tiempo a ellos mismos cuando lo quieran, sin tener miedo a que la relación termine.

Durante nuestra infancia, la mayoría de nosotros experimentó más de un estilo de apego. Tal vez nuestra madre era de tipo ansioso y mostraba una actitud impredecible y nuestro padre se refugiaba tras el periódico en silencio. Puesto que dentro de nosotros abrazamos ambos estilos de apego, cualquiera de los dos puede surgir según con quién nos estemos relacionando. Si sentimos que un amigo o nuestra pareja son muy dependientes de nosotros, la evitación que experimentamos por parte de nuestro padre hará que nos distanciemos. Si estamos con alguien con tendencia a distanciarse, seguramente surgirá la ansiedad que experimentamos con nuestra madre. A medida que avancemos en este proceso juntos, tendrás más claro cuáles son tus tendencias, modelos y necesidades dependiendo de la situación en la que te encuentres. Esto hará que cada vez comprendas mejor lo que necesitas de una pareja sentimental.

Las personas que han crecido en un entorno seguro a menudo se preguntan por qué a veces se sienten inseguras. Es importante que nos demos cuenta de que todos nosotros podemos experimentar ansiedad cuando nuestra pareja muestra una fuerte tendencia a rehuir la intimidad. Este tipo de sentimientos son una forma de alarma adaptativa temprana que te insta a prestar más atención a lo que está sucediendo entre ustedes dos. Tomar conciencia de esto, como parte de tu bagaje emocional, te recordará que el apego siempre es una experiencia entre dos personas.

Ninguno de estos estilos de apego es «mejor» que el otro. La manera en la que llevamos las relaciones forma parte de quiénes somos. Ya sea con un estilo ansioso, evitativo o seguro, nuestro modo de conectar con los demás se ha ido desarrollando a lo largo de nuestra vida, en función de cómo teníamos que adaptarnos de la mejor forma posible a las condiciones que nos ofrecía nuestra familia. En vez de tratar de cambiar nuestro estilo de apego de la noche a la mañana, lo verdaderamente importante para sanar es comprender y trabajar codo con codo con las necesidades únicas de nuestro estilo de apego, de modo que podamos centrarnos en las relaciones que nos permitan desarrollarnos tal y como somos.

En este libro, nos centraremos sobre todo en el estilo de apego ansioso, ya que supongo que es con el que más te identificas. Seguramente hayas tenido que tratar de enmendar tu corazón roto en diversas ocasiones y te preguntes por qué sigues atrayendo a parejas que parecen superindependientes o tan narcisistas que les resulta imposible entenderte, por no hablar de cubrir tus necesidades emocionales. Tú, por tu parte, percibes las relaciones de forma distinta y crees que para querer y ser querido debes dar todo lo que tienes y aún más. Que esta abnegación en tus relaciones es una virtud. No obstante, por muy atractiva que nos parezca, lo cierto es que es la manera más rápida de perdernos en el amor, y lo que puede sonar romántico en realidad es lo contrario a una base sólida para el autodescubrimiento y la autoaceptación, que es lo que necesitamos de verdad en nuestras relaciones íntimas adultas.

La teoría del apego romántico en la edad adulta[2] la formularon originalmente los psicólogos Cindy Hazan y Phillip R. Shaver, en la década de 1980. Sus innovadoras investigaciones mostraron que hasta un 56 % de las personas tenían un estilo de apego seguro, mientras que un 25 % tenían un apego ansioso, y un 19 %, uno evitativo. Estos porcentajes han variado un poco desde entonces, y el del apego seguro ha disminuido en relación con el del apego ansioso, que ha ido en aumento, probablemente debido al incremento del estrés en nuestro día a día. Hazan y Shaver también observaron que nuestras experiencias tempranas con el apego influyen mucho en nuestras relaciones adultas, en particular en las más íntimas. Cuanto más cercana es una relación, más activa las expectativas sobre el apego que experimentamos en una edad temprana.

Sus investigaciones también sugirieron que ciertos estilos de apego pueden atraerse entre sí. Como hemos mencionado en la introducción, a menudo las personas con apego ansioso y las que tienen un apego evitativo se atraen mutuamente. La persona evitativa puede sentirse atraída por una persona ansiosa porque esta anhela justo lo que la persona evitativa trata de evitar de forma tan desesperada: la intimidad. A su vez, la persona ansiosa se vuelve hipervigilante en un intento por mantener su estabilidad, algo que la persona evitativa probablemente no podrá ofrecerle. Vamos a observar con más detalle cómo se desarrolla esto con el ejemplo de mi relación con mi exmarido.

Cuando nos conocimos, todo era maravilloso entre nosotros. Él era muy atento y proponía planes muy divertidos. Y lo mejor de todo es que su atención era constante. Incluso parecía expresar sus emociones con libertad al decirme que me quería sin dudar. Pero, a medida que nos íbamos acercando más el uno al otro, iban saliendo los miedos de cada uno respecto a las relaciones. Esto adoptaba una forma distinta en cada uno de nosotros, dependiendo de nuestro estilo de apego. Cuando yo experimentaba miedo, él se distanciaba, y yo corría a su lado para obtener seguridad y consuelo. Mi grado de ansiedad, que me hacía depender de él, crecía en proporción a su grado de evitación, que le hacía distanciarse. Cuando sentía su retraimiento, entraba en un estado de pánico y trataba de atraer su atención todavía más, por ejemplo, mandándole muchos mensajes seguidos. Al tener un estilo de apego evitativo, él se sentía amenazado, tanto por mi dependencia como por mi expresión de las emociones, se desconectaba emocionalmente y cortaba todo tipo de contacto. Luego, cortaba conmigo. Con el paso del tiempo, se sentía menos presionado y recordaba lo mucho que me quería, y entonces regresaba a mis brazos comprometido al 150%. Pero cuando todo volvía a la normalidad, el baile empezaba de nuevo.

Estoy segura de que puedes reconocer esta situación. Es un escenario típico para muchas personas con apego ansioso. Estamos tan condicionados por el miedo que hacemos cualquier cosa para conservar una relación, sea cual sea el costo. Seguramente habrás oído decir frases como: «Quiero un hombre que me cuide» o «Todo se arreglará cuando me case». Y aunque es cierto que una relación sana puede ayudarnos a alcanzar la mejor versión de nuestro ser, la trampa en este tipo de frases es que sugieren que una pareja sentimental será la solución a todos nuestros problemas. Si pensamos de esta forma, el deseo de encontrar pareja es una búsqueda desesperada de algo que sentimos que le falta a nuestro ser. En vez de tomarnos nuestras relaciones como una oportunidad para entendernos mejor (al compartir una intimidad gratificante), buscamos pareja para completarnos.

Así, recurrimos a una fuente de energía, la de nuestra pareja, en lugar de a la nuestra, hasta tal punto que no podemos vivir sin su amor y atención. En vez de depender de nuestros recursos internos en momentos de dificultad, acudimos a nuestra pareja para poder sentirnos completos. Y esto puede funcionar durante un tiempo: nos vamos sintiendo más seguros. Pero, a la vez, empezamos a temer perder esta seguridad, y nos decimos a nosotros mismos: «Esta persona es lo que he estado buscando todo este tiempo». Este tipo de sensaciones rápidamente derivan en pensamientos como: «Si me deja, no sobreviviré. Tengo que aferrarme a él». Para evitar su pérdida, probablemente nos abandonaremos a nosotros mismos anteponiendo las necesidades de nuestra pareja a las nuestras, esperando que esto haga que ellos dependan de nosotros, del mismo modo que nosotros dependemos de ellos.

Veamos el ejemplo de Sam, una paciente mía a la que parecía irle bastante bien por su cuenta. Trabajaba en el campo de las relaciones públicas y tenía mucha vida social. Empezó a salir con Mark, que era el tipo de hombre con el que ella siempre había soñado. Guapo, con un buen puesto, atento y divertido. Se enamoró rápida y profundamente. A su vez, él también hizo todo lo esperado: la llevaba a restaurantes elegantes, le mandaba mensajes durante todo el día, era amable con su familia e incluso hablaba de su futuro como pareja. Lo hacían todo juntos. Sam dejó de ir a sus clases de gimnasia y dependía de él para hacer planes. Comenzó a perderse las «noches de chicas» y a dejar de visitar a su hermana los fines de semana. Yo podía ver cómo Sam se estaba aferrando a Mark y estaba abandonando muchas partes maravillosas de su vida. Empezó a dedicar toda su energía a lo que él necesitaba. Algunos meses después, ella estaba ciento por ciento segura de que él era su persona. Y ahí fue cuando él comenzó a distanciarse. Dejó de mandarle mensajes durante el día para ver cómo estaba, empezó a pasar gran parte del fin de semana con sus amigos y no le respondía cuando ella le preguntaba qué había cambiado. Además, Mark no podía explicarle por qué se estaba distanciando, dado que la forma de depender de él de Sam estaba activando experiencias tempranas de su infancia, de las que probablemente ni siquiera era consciente.

Fui testigo de cómo ella poco a poco se fue desmoronando. No podía entender lo que estaba sucediendo y decía cosas como: «Cambié toda mi vida por él. Pensaba que iba en serio. No sé qué hacer sin él». Mark veía como cada vez estaba más alterada, lo que hacía que se distanciara aún más. Era desgarrador ver cómo Sam entraba en una espiral descendente. Dejó de ser excelente en su trabajo. Su grupo de amigas y sus familiares, que al principio se alegraban por ella, ahora se sentían heridos y usados, porque ella no les había prestado atención durante el tiempo en el que salía con Mark. Su confianza se vino abajo. Cada vez se sentía más ansiosa e insegura sobre sí misma. Al final, Mark rompió con ella definitivamente, y Sam y yo tuvimos que trabajar duro para reparar su mundo interior.

Echando la vista atrás, siempre había habido un pozo de ansiedad en el trasfondo de esta relación. Para Sam, esta necesidad urgente de conexión era un síntoma de un estilo de apego desarrollado desde la ansiedad y la impredecibilidad durante su infancia y etapa adulta, en vez de a partir de cuidados constantes. Esto hizo que el sistema nervioso de Sam buscara la seguridad y la disponibilidad de quien fuera que eligiera como su cuidador principal en un momento dado. En este caso, Mark. Las personas con apego ansioso tienen tendencia a ser hipersensibles, lo cual hace que pongan su disponibilidad para su pareja por encima de todo y releguen a un segundo plano sus demás necesidades y prioridades.

Esto tiene mucho sentido. Si creciste con cuidados inconstantes durante tus relaciones tempranas, de adulto te pasarás la vida esperando a que algo salga mal en tus relaciones. Debido a lo que aprendiste en tu infancia, te vuelves vigilante y sensible. Como resultado, siempre estás alerta, observando si hay cambios sutiles en la conducta de tu pareja, buscando constantemente señales de que algo va mal, de modo que pierdes la sensación de seguridad y tu cuerpo cae en estados físicos de angustia a la más mínima señal de abandono. Si eres una persona con un estilo de apego seguro, cuando tu pareja no te conteste un mensaje de inmediato, pensarás: «Debe de estar ocupado/a con el trabajo». Pero si tu estilo de apego es ansioso, rápidamente te verás envuelto en pensamientos como: «No le importo» o «Algo va mal entre nosotros». De nuevo, esto tiene sentido porque durante tu infancia no podías confiar en tus relaciones.

¿Recuerdas cómo describí la sensación que tuve cuando mi marido anterior se distanciaba? «El estómago me daba un vuelco, como si me estuvieran arrancando algo del cuerpo». Puesto que nuestro segundo cerebro, el estómago, está relacionado con la seguridad, esta sensación me estaba diciendo que estaba notando que había peligro de ser abandonada. Cuando nos sentimos de este modo, el pensamiento racional sale de la ecuación y se desencadena una respuesta de supervivencia de lucha o huida, y se activan conductas automáticas que pensamos que nos ayudarán a permanecer conectados con la otra persona. Estas pueden ser cosas como no parar de mandar mensajes, disculparnos por cosas que no son culpa nuestra, e incluso acosar; cualquier cosa que resuelva la cuestión y restablezca la conexión. Una vez, cuando mi ex no me estaba contestando los mensajes, llegué a meterme en el coche y conducir hasta su casa para ver qué estaba haciendo. Esto puede parecer totalmente irracional; pero, desde el punto de vista de mis experiencias tempranas y mis miedos al abandono, estas conductas tenían pleno sentido. Con ellas también tenía asegurado que él se apartaría todavía más de mí. Pero mi sensible estilo de apego simplemente hacía cualquier cosa para ayudarme a sentirme a salvo.

PROGRAMADOS PARA ESTABLECER VÍNCULOS

Idealmente, el papel que desempeñan nuestras relaciones es el de ayudarnos a sentirnos bien por ser la persona que ya somos, pero un estilo de apego ansioso activado genera un sentimiento de desasosiego en todo nuestro cuerpo. La reacción física extrema que experimentaba cada vez que mi ex se apartaba de mí me enloquecía, pero más adelante aprendí que así era como estaba programada para reaccionar ante la desconexión o el desapego de mi pareja. Conocer cómo funciona el sistema nervioso autónomo (SNA) me permitió alcanzar este nivel de autocompasión. El doctor Stephen Porges, el científico que desarrolló la denominada «teoría polivagal», nos ofrece este tipo de claridad mental. Según Porges,[3] «la conexión es un imperativo biológico», lo cual significa que estamos neurobiológica y psicológicamente programados para establecer vínculos. A continuación, voy a explicar por qué es tan importante que esto se entienda.

El SNA se encarga de que estemos conectados con otros seres humanos para mantenernos a salvo. A lo largo de la evolución, donde la supervivencia de los humanos ha dependido de nuestra aceptación en un grupo o tribu, se han desarrollado tres ramas del SNA, que nos han proporcionado tres respuestas distintas a los estímulos que recibimos, tanto internos como externos. Porges acuñó el término no *neurocepción*[4] para describir este proceso, que consiste en que nuestro sistema reconozca si estamos o no a salvo. Este proceso opera como un radar que está constantemente escaneando nuestro entorno mientras nuestro subconsciente pregunta: «¿Estás conmigo?», queriendo decir: «¿Me aceptas sin juzgar tal y como soy en este preciso momento? ¿Me ves de verdad? ¿Me apoyas? Si tenemos una discusión, ¿te pondrás en mi contra?».

Cuando este radar detecta que estamos a salvo,[5] la rama del SNA que nos permite establecer vínculos de forma segura con los demás se activa. Esto genera lo que se denomina «estado ventral». Nos ayuda a escucharnos mutuamente, a suavizar nuestra voz, a relajar los músculos alrededor de nuestros ojos, y hace que nuestros rostros se muevan y sean expresivos para poder comunicar mejor nuestras emociones. Sin usar palabras, estos cambios físicos indican a los demás que es seguro aproximarse, abrirse y comprometerse. Este estado no se puede fingir. Solo aparece cuando nos sentimos seguros ante la presencia de otros, lo que significa que cuando nos sentimos amenazados ocurre lo contrario: el estado ventral se apaga y no nos es posible conectar o establecer vínculos.

Esto es lo que experimentaba cada vez que mi exmarido me apartaba. Al notar el abandono, otra rama del SNA se activaba, lo que me ponía en un estado conocido como «activación del sistema simpático». Cuando está activado, este estado se conoce normalmente como la respuesta de lucha o huida, que está diseñada para protegernos de cualquier amenaza externa. Nuestros oídos empiezan a poner en marcha el escáner para detectar situaciones de peligro, de modo que no podemos escuchar los matices de lo que la gente nos está diciendo. La zona de nuestros ojos se contrae. Nuestra vista se agudiza. Nuestra voz adquiere una entonación especial que indica peligro. En el contexto de mi relación, esto me hacía recurrir constantemente a mandar mensajes de texto a mi pareja, a estar detrás de él y hacer todo lo posible para llamar su atención. Y aún hay más: cuando entramos en un estado de activación del sistema simpático, podemos desencadenar en los demás respuestas similares. Nuestro sistema nervioso humano es extremadamente sensible y está diseñado para resonar con los que nos rodean, de forma que, cuando mandaba señales de peligro a mi pareja, este adoptaba también a su vez una respuesta de lucha o huida. Y puesto que mi tendencia era la respuesta de «lucha», tratar de mantenerlo cerca provocaba la respuesta de «huida».

Por otro lado, hay una tercera rama del SNA[6] que solo entra en juego cuando nos sentimos tan aterrados e indefensos que creemos que nuestra vida se ve amenazada. Imagina a un bebé que llora y llora y su madre no acude. Está en un estado de activación del sistema simpático, pidiendo ayuda. Tras un rato, se calla. Ha dejado de esperar que llegue la ayuda y ha activado la rama dorsal del SNA. Para minimizar el gasto energético en una situación de máximo peligro, todo nuestro sistema se ralentiza, incluido nuestro ritmo cardiaco y nuestra respiración. Nuestro rostro palidece y empezamos a desconectarnos de nuestro alrededor, lo cual nos hace lo más pequeños e «invisibles» posible. Esta desaparición es un tipo de hibernación ante el desamparo, que nos permite conservar nuestra energía para cuando llegue un momento más favorable. Por ejemplo, había ocasiones en las que en mi relación me sentía tan avergonzada por mostrarme emotiva que no quería tener ningún tipo de sentimientos. Con el tiempo, entendí que este sentimiento de querer apagarme y esconderme era el resultado de mi propia respuesta dorsal, porque había abandonado la esperanza de que mi pareja respondiera, como en el caso del bebé que al final está tan exhausto que deja de llorar. La ilustración que hay más adelante muestra las tres ramas del SNA y cómo fluye esta información a través de nuestro cuerpo.

Lo interesante de estas respuestas del SNA es que se adaptan a lo que está sucediendo en nuestro mundo, tanto interno como exterior. Cuando en mi mundo exterior mi ex actuaba de modo que desencadenaba en mí la reacción simpática de miedo, esta también respondía a mi estado interior; es decir, como resultado de experiencias tempranas de mi vida, que habían dejado en mi inconsciente la creencia de que los demás siempre se apartarían de mí cuando los necesitara. Estas sensaciones físicas tan potentes son las que me llevaban a actuar como lo hacía, igual que las experiencias tempranas de mi pareja eran la causa de que se apartara.

Entonces, ¿podemos hacer que el SNA contrarreste estas respuestas? Sí y no. El SNA empieza a desarrollarse junto con el resto del circuito neuronal[7] cuando estamos en el útero. Alrededor de tres meses después de ser concebidos, nuestro sistema comienza a asemejarse al de nuestra madre. Si durante el embarazo ella está relajada y contenta, esto repercutirá en nuestro SNA, porque antes de nacer ya percibimos el mundo como un lugar seguro y bondadoso. Sin embargo, si está ansiosa, nuestro sistema nervioso y sus sustancias químicas empezarán a parecerse a los de nuestra madre, y llegaremos al mundo gobernados por el miedo. Después de nacer, nos encontramos con nuestra madre cara a cara, y comienza lo que Deb Dana (otra escritora que trata la teoría polivagal) denomina «danza diádica de la conexión».

Sistema nervioso autónomo (SNA)

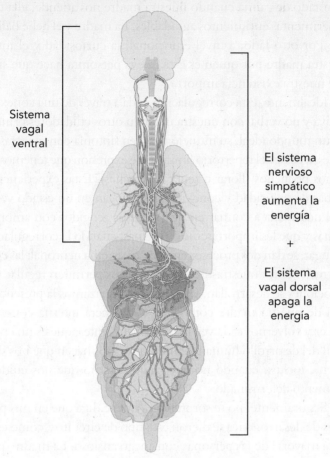

Sistema vagal ventral

El sistema nervioso simpático aumenta la energía

+

El sistema vagal dorsal apaga la energía

Con independencia de cómo se sintiera nuestra madre durante el embarazo, todos nacemos esperando ser acogidos con amor por la persona que nos ha cobijado y nutrido durante las primeras etapas de nuestra existencia. Nuestra madre (o cuidadora principal) también es la primera persona con la que tratamos de establecer vínculos, y esto lo hacemos a través de la corregulación emocional. Por ejemplo, si estamos tristes o enfadados, y ella está atenta a nuestras necesidades, seguramente lo que haga la mayoría de las veces será proveernos de cariño o alimento. Esto nos enseña que, cuando expresamos estas emociones, serán atendidas. Además, al regresar a un estado de calma cuando nuestra madre nos atiende, ella también experimenta sentimientos agradables. La madre y el bebé bailan juntos. Por otro lado, a nivel emocional, la curiosidad y el interés de nuestra madre por quién es esta nueva personita hace que sintamos que nuestra existencia importa.

Idealmente, esta corregulación se da a través de una conexión instintiva y no verbal con nuestra madre u otros cuidadores principales.[8] En un mundo ideal, su intuición está en sintonía con nuestras necesidades, a pesar del repertorio limitado de expresión que tenemos cuando somos pequeños (llorar o tener berrinches). Estas experiencias tempranas de seguridad y conexión nos colocan en un estado ventral, lo cual nos ayuda a confiar en que seremos acogidos con amor por los demás y que les importaremos. Además, cuando la corregulación tiene lugar, se dan dos procesos en nuestro sistema neuronal: las conexiones reales entre nuestras neuronas que nos permiten regular nuestras emociones se desarrollan, y además interiorizamos la presencia amorosa de nuestra madre como una compañera interna constante. Al crecer y volvernos cada vez más independientes, que es una parte natural del desarrollo humano, ambos procesos hacen que nos sintamos «bien», incluso cuando no hay nadie externo que nos cuide en un momento determinado.

Seguramente, no te sorprenderá que te diga que en mis primeras fases de desarrollo no se dieron este tipo de circuitos, como es el caso de la mayoría de las personas con apego ansioso. La madre que interioricé era ansiosa, estaba deprimida y llena de miedo. No solo sufrió depresión posparto tras nacer yo, sino que, además, estaba constantemente preocupada por mí. Por si fuera poco, no siempre estaba disponible para mí porque era profundamente infeliz en su matrimonio. Puesto que mi madre tenía estas luchas internas y estaba encerrada en sus propias respuestas simpáticas y dorsales del SNA, no estaba en sintonía conmigo. Como resultado, mi sistema nervioso empezó a esperar que mis necesidades no se cubrirían, porque las personas solo estarían disponibles a veces y en cualquier momento podían interrumpir la conexión. Las luchas internas de mi madre y la ausencia de una red de apoyo tuvieron un impacto en su capacidad para corregularse de forma consistente conmigo, lo que también se tradujo en que yo no pude desarrollar un circuito para ayudarme a calmar mi propio sistema nervioso de adulta, puesto que, además, había interiorizado un progenitor que solo aumentaba mi ansiedad. Mi padre tenía problemas de depresión y de drogodependencia, lo cual hacía que no estuviera disponible y que yo interiorizara también esa ausencia. El hecho de que los cuidadores no estén disponibles para sus bebés también hace que estos desarrollen la sensación, el sentimiento y una percepción corporal de que el problema son ellos mismos. En consecuencia, muchos de nosotros (me incluyo a mí misma) llegamos a la edad adulta con esta sensación de «inadecuación» escondida en nuestro interior lejos de la vista de los demás, hasta que alcanzamos un grado de intimidad que no nos permite seguir ocultándola.

Al aprender todos estos hechos, pude comprender que mis sentimientos, sensaciones y conductas descontroladas con mi exmarido eran el resultado de las conexiones neuronales que se desarrollaron en mí de pequeña. Mi cerebro no escogía de forma consciente sentirse o actuar de ese modo; simplemente, estaba respondiendo a las señales que mi sistema nervioso percibía como una amenaza. Y lo que todavía es peor: estas respuestas ocurren a la velocidad de la luz, mientras que nuestro cerebro opera a una velocidad mucho más lenta, por lo que, cuando se enciende la alarma de esta desconexión dolorosa en nuestro cuerpo, nuestros pensamientos racionales no pueden detenerlas. No obstante, es posible aprender a regularse,[9] esa capacidad que no desarrollamos de pequeños por no recibir un cuidado consistente. Gracias a lo que se denomina «neuroplasticidad», nuestros cerebros pueden desarrollar nuevos circuitos neuronales a cualquier edad. Para alcanzar la plenitud, es necesario que ahora experimentemos el cuidado y la calma que habríamos requerido de niños. Realizaremos juntos este proceso a lo largo de estas páginas, recuperando experiencias positivas del pasado, para generar e interiorizar un nuevo cuidador que nos apoye de forma intuitiva. Además, también aprenderás la importancia de conectar con personas disponibles, que te apoyen en tu día a día en la actualidad. Como consecuencia, empezarás a notar una sensación de seguridad en tu cuerpo que puede que no hayas sentido antes. A su vez, esto nos ayudará a permanecer en el estado ventral para estar conectados más tiempo, incluso en situaciones que antes nos habrían sobrepasado. Cada vez más, serás capaz de responder de forma consciente cuando se activen sentimientos profundos en tus relaciones, en lugar de reaccionar desde el estado simpático.

Con el tiempo y con la práctica, las nuevas conexiones en tu sistema nervioso se reforzarán de manera que, incluso cuando sientas que se va a activar tu sistema simpático, una parte de ti será capaz de, simplemente, observar cómo se acelera tu ritmo cardiaco y se te encoge el estómago. Desarrollar esta capacidad de darte cuenta y entender el significado de estas sensaciones físicas (en vez de actuar con base en ellas) es señal de que se está generando una nueva conexión neuronal. También puede que notes que tu SNA recupera un estado de equilibrio con más facilidad que antes. Esto también es una señal inequívoca de que tus redes neuronales se están reprogramando. Por último, puede que te encuentres con que tus pensamientos reflejan los cambios que se están dando en tu sistema nervioso. Por ello, en lugar de estar con una actitud de hipervigilancia esperando que aparezca la siguiente amenaza, puede que simplemente visualices a tu pareja ocupada en el trabajo cuando no te conteste un mensaje, en vez de interpretar que quiere romper contigo. Con el tiempo, la ausencia de autovaloración dará paso a la sensación innata de que mereces recibir amor, y podrás ver con compasión el trato que recibiste en la infancia. Pronto te mostrarás a ti mismo y a los demás de un modo que nunca habías creído posible.

EL MITO DEL CUENTO DE HADAS

Estamos rodeados de fantasías sobre el amor romántico. En primer lugar, nos hacen creer que nuestra pareja es la única responsable de hacernos sentir seguros y queridos. Como psicoterapeuta, hago terapia con parejas y personas que tienen dificultades en sus relaciones personales. Pero muchos de mis pacientes no acuden a mí en busca de un amor pleno, el propio de relaciones sanas e interdependientes que permiten crecer individualmente y como pareja. No. Normalmente, llegan a mi diván buscando una relación sentimental de cuento de hadas y con un final feliz, como las que salen en las películas. Y a pesar de que es posible alcanzar una felicidad auténtica en una relación íntima, es fundamental entender que esta felicidad compartida procede, antes de todo, de haber desarrollado una intimidad con nosotros mismos y una nueva comprensión de lo que son las relaciones personales.

Pero la verdad es que se nos ha enseñado justo lo contrario. Desde las princesas de Disney devueltas a la vida con un beso hasta el drama de quien nos invitará al baile de final de curso, pasando por las incontables comedias románticas que muestran al personaje principal buscando su único y perfecto amor, tenemos grabada la idea de que una relación sentimental, de algún modo, nos salvará de una vida terrible y solitaria. Si tienes un estilo de apego ansioso, la idea «tengo suerte de que esté conmigo» también puede conducirte a entrar en la primera relación que se te presente, independientemente de si es adecuada para ti o no. En casos como este, mi trabajo ayuda a mis pacientes a observar con honestidad sus relaciones, para ver si están sumergidos en la fantasía de que su pareja está ahí para salvarlos y, debido a ello, han perdido la conexión y la confianza en sí mismos. Juntos, asentamos la idea de que aceptarse a sí mismos (para sentirse plenos) hará que sus relaciones tengan más probabilidades de madurar y convertirse en una interdependencia que aporte plenitud.

También se nos ha hecho creer que el matrimonio (símbolo del máximo compromiso) es una prueba del amor de tu pareja. Más allá del deseo de que nos traerá felicidad y seguridad material y emocional (lo cual nunca está garantizado), es importante ver qué es realmente el matrimonio: una unión legal entre dos personas, que poco o nada tiene que ver con la calidad de su relación. No hay nada malo en querer casarse con la persona que quieres. Puede ser una de las experiencias más satisfactorias en la vida de una persona. No obstante, creo que, como sociedad, tenemos tendencia a poner demasiado énfasis en el matrimonio como objetivo final o la solución a nuestros problemas. De hecho, colocar nuestro sentimiento de seguridad en otra persona a través de un contrato legal puede ser un obstáculo para trabajar con nuestro propio sentimiento de seguridad y estabilidad.

A veces, tras años de matrimonio, algún paciente se presenta en mi consultorio y me cuenta por qué decidió casarse en realidad. Muchos me dicen que se casaron porque querían tener hijos. Otros dicen que se estaban «haciendo mayores» y que era ahora o nunca. Algunos admitían que en verdad habían intuido que no era lo correcto, como, por ejemplo, porque el acuerdo prenupcial destapó cuestiones sin resolver, pero que era demasiado tarde: las invitaciones habían sido enviadas y no podían echarse para atrás. Factores como estos han llevado a muchas personas a casarse, con el sentimiento profundo de no haberlo hecho por las razones adecuadas. A menudo, *a posteriori*, muchos pacientes confiesan haber percibido señales de alarma y que su intuición les mandaba indicios convincentes de que su unión no estaba bien. Más tarde, estas cuestiones que se ignoraron salieron a la luz en todo su esplendor cuando la pareja se rompió, lo que dejó a ambas partes sintiéndose como las almas más solitarias del planeta.

Otra creencia común es que el matrimonio es la clave para que un amor dure toda la vida. Aparte del hecho de que casi el 50 %[10] de los matrimonios termina en divorcio, debemos darnos cuenta de que no todas las relaciones están destinadas a durar para siempre. La mayoría de nuestras relaciones, incluidas las que tenemos con amigos, tienen como objetivo enseñarnos algo sobre nosotros mismos, de modo que podamos seguir creciendo y evolucionando como individuos. Visto así, la necesidad de saber cómo saldrán las cosas se vuelve menos preocupante. Es más importante estar en el momento presente con el otro, y honrar de veras los regalos que cada persona nos ofrece.

¿Qué pasaría si, en vez de un anillo y una proposición de matrimonio, la calidad de tu relación se midiera con el crecimiento que ambos miembros experimentan con su unión, y cómo maduran como pareja? Esto tiene lugar cuando sientes la seguridad suficiente con esa persona como para estar solo a veces, conectando con tus recursos internos y sociales, y luego regresar con nueva energía para aportar a la relación. Propongo este modelo como alternativa a buscar todo lo que necesitas en tu pareja, lo cual es síntoma de adicción al amor y causa de codependencia (hablaremos de ella en el capítulo

3). ¿No sería genial que la sociedad también celebrara esta noción de propia plenitud en el amor romántico?

Cuando dos personas sienten que son un hogar para sí mismas y han comprendido quiénes son, aceptando sus defectos y entendiendo sus necesidades, pueden empezar a construir un hogar externo juntas. Llegados a este punto, los votos matrimoniales legales (por no mencionar el anillo y el vestido) son simplemente el glaseado del pastel de bodas de tres capas. Cuando te comprometes de forma natural en una relación, basada en el deseo mutuo de ayudar al crecimiento del otro y a desarrollar interdependencia, el matrimonio es más un camino a recorrer que un destino al que llegar. También sentirás el alivio de crecer junto a alguien de un modo seguro y sostenible. Este sentimiento de seguridad y de aceptación mutua que se esconde detrás del acuerdo matrimonial es más importante que el acuerdo en sí.

LA ANSIEDAD Y EL REGALO DE LA EMPATÍA

Cuando nos enamoramos, se supone que debemos sincronizarnos con nuestra pareja y convertirnos en una unidad sinérgica, ¿verdad? En cierto modo, sí. En relaciones íntimas,[11] estamos conectados con nuestra pareja a nivel energético y con lo que se denominan «neuronas espejo», lo cual significa que los sentimientos, los estados de ánimo, los miedos y los actos de cada integrante de la pareja se comparten. Estos nacen en uno de los miembros de la pareja, pero el otro también los puede experimentar. Por ejemplo, puede que nos sintamos estresados cuando nuestro marido está nervioso por el trabajo, o que se nos escape una risita si nuestra pareja empieza a reír. Esta es una función natural de nuestra capacidad de sentir empatía, una forma importante de estar conectados con el otro a nivel emocional. Estos circuitos para resonar con los demás están muy desarrollados en las personas con apego ansioso, porque tuvimos que dedicar mucho tiempo y energía a seguirles la pista a unos padres que no estaban constantemente conectados con nosotros.

La empatía puede simplemente definirse como la capacidad de sentir lo que otros sienten, hasta tal punto que podemos integrarla e incluso sentir la energía, el estado de ánimo y los pensamientos de los demás. Puede ser una bendición ser tan sensible. Es el modo que tenemos de conectarnos, de enriquecernos, y lo que nos hace ser buenos amigos. Ser empáticos nos proporciona compasión y ayuda a que los demás se sientan vistos, entendidos y acompañados. De hecho, ¡es lo que hace que sea terapeuta! Pero también puede ser un gran peso si no sabemos cómo manejarlo. Sin establecer los límites correctos, es posible que no distingamos nuestros sentimientos de los de nuestra pareja. Puede que nos absorban tanto estos últimos que perdamos de vista por completo nuestros sentimientos.

Los niños con apego ansioso han desarrollado más su sensibilidad que los demás para poder sentirse todo lo conectados posible. Ser muy consciente de los sentimientos de nuestros padres es una de las maneras en las que nos adaptamos a su falta de consistencia. Y tiene mucho sentido que, cuando establecemos vínculos con nuevas personas como adultos, lo hagamos del mismo modo que aprendimos siendo niños. Ser capaz de descifrar el estado emocional de nuestra pareja forma parte de nuestra manera de protegernos del abandono. Por otro lado, alcanzar la propia plenitud no significa apagar nuestra sensibilidad o empatía, pero sí aprender a cuidar y escuchar también nuestras necesidades, de modo que podamos darnos desde la plenitud.

Cuando nos involucramos en una relación desde la inseguridad y el miedo, es fácil que nos abrume el deseo de saberlo todo acerca de la persona de la que nos estamos enamorando. ¿Es feliz? ¿Qué necesita? ¿Lo dice en serio cuando dice que me quiere? ¿O está a punto de dejarme? Abrumados con toda la información de lo que podría estar sintiendo el otro, es muy difícil conectar con nuestros sentimientos y reconocer nuestras necesidades.

Es posible aprender a gestionar nuestra naturaleza sensible y empática. Con práctica y sanación, puedes amar plenamente a otra persona poniendo unos límites claros. Esto significa entender que tus necesidades son diferentes de las de tu pareja, y que el hecho de que sientas y expreses tus propias necesidades forma parte del equilibrio. Aprender que las relaciones ofrecen un lugar seguro para compartir tus necesidades, así como para recoger las del otro, hará que puedas manejar tu forma de conectar profundamente y tu sensibilidad hacia los sentimientos de los demás, lo cual te conduce no solo a una conexión más profunda con tu pareja, sino también a un amor más grande y universal.

Este proceso empieza creando una conexión inquebrantable con nuestro mundo interior. Cuando estamos alineados energéticamente con nosotros mismos, podemos centrarnos en nuestras necesidades a la vez que en las de nuestra pareja. Instintivamente, sabemos cuándo poner la energía en la relación y cuándo es hora de retraernos para llenar nuestras propias reservas. El proceso de alcanzar la propia plenitud también tiene que ver con saber en qué tipo de relación nos involucramos, para ganar confianza, sentirnos apoyados y sanar. Tanto si estás en una relación romántica en este momento como si no, es importante que encuentres este apoyo emocional, ya sea de un terapeuta, un amigo o un grupo de ayuda, que te proporcione un apoyo externo mientras realizas este trabajo interno. Empieza a pensar qué persona en el mundo, del pasado o del presente, puede ofrecerte este tipo de apoyo incondicional y sin juicios. Hazle saber que recurrirás a ella cuando necesites hablar de tu experiencia a medida que avances en el proceso de curación y transformación interna.

¡ESTÁ TODO BIEN!

Puede que estés leyendo este capítulo y pienses: «Todo esto me parece muy bien, pero mi problema es que sigo escogiendo a la persona incorrecta». Esta es una trampa mental en la que es fácil caer cuando te has quemado con muchas rupturas dolorosas y líos accidentados. Pero culpar de tus relaciones fracasadas a la incapacidad de elegir a la pareja adecuada no es justo, porque implica que simplemente no juzgas bien el carácter de la gente. El motivo por el que caes en este tipo de relaciones tiene que ver con tus expectativas acerca de cómo amar y ser amado. Y esto se remonta a los patrones que integraste durante la infancia. Trabajé con Nina, una mujer lesbiana soltera de 33 años, que tiene un trabajo de contadora muy conservador. Es una persona normal que suele ir a lo seguro. Vino en busca de ayuda y me explicó que solían atraerle las «imbéciles»; es decir, mujeres que la engañaban y que a veces abusaban de ella emocionalmente, y desaparecían cuando más las necesitaba, dejándola tirada y sin explicaciones. Tras hablar y explorar sus sentimientos, Nina pudo ver que se ve atraída por mujeres rebeldes y despreocupadas porque siente que carece de estos atributos. Con un poco de trabajo interno, descubrió que su espíritu libre había sido machacado por sus padres, quienes no toleraban su alegría ni sus ganas de explorar el mundo. A medida que, poco a poco, empezó a desbloquear estos atributos perdidos, tuvo miedo de no ser digna de recibir amor por ser ahora un poco más extrovertida. Al trabajar estos miedos, pudo ser capaz de correr más riesgos. Comenzó a ir a clases de danza moderna y a cambiar sus atuendos clásicos por una indumentaria más bohemia, para así poder expresarse de una forma más auténtica. Incluso se tatuó una luna pequeña. En nuestras sesiones, comenzó a hablar cada vez más, e incluso manifestó por primera vez una ira sana. Todo ello la llevó a cuestionarse su sistema de creencias sobre lo que «debería» mostrar al mundo. Al cabo de poco tiempo, notó que tenía más química con mujeres más amables y estables, y empezó su primera relación larga tras muchos años.

Si, al igual que Nina, te has encontrado en muchas relaciones que han terminado mal, no significa que hayas escogido de nuevo a la persona incorrecta. En toda relación, ambas partes escogen a la otra de forma inconsciente, y por una buena razón. Veremos esta dinámica con detenimiento en el próximo capítulo. Por ahora solo quiero decirte que lo único que indica esto es que tienes que hacer más trabajo contigo mismo. Tienes que aprender más cosas sobre quién eres, qué necesitas y qué hay que sanar. Cuando observamos nuestras relaciones desde una perspectiva binaria, como «buenas» o «malas», «adecuadas para mí» o «no adecuadas para mí», no nos estamos fijando en el papel que desempeñamos para que las cosas sucedan como lo hacen.

En mi relación con mi exmarido, me sentía víctima de un matrimonio infeliz, como si todo me pasara a mí y no tuviera ningún tipo de control sobre la situación. Pero en los años siguientes a mi divorcio, en vez de buscar la cura para mi corazón roto en otras relaciones, escogí observarme. Me enfrenté a mi soledad. Redescubrí algunos amigos y relaciones que podían apoyarme mientras ganaba una nueva manera de verme a mí misma. Tú también tienes la oportunidad de observar más profundamente con quién te relacionas de forma inconsciente, y qué aumenta tu ansiedad y te arrastra a una espiral en la que el pánico se dispara a la más mínima señal de alarma. Las relaciones románticas insanas nos enseñan algunas de las lecciones más importantes de nuestras vidas. Visto de este modo, cada discusión o ruptura puede considerarse una señal de tráfico que dice: «Párate aquí para sanar».

Siempre y cuando estemos dispuestos a observar y aprender, descubriremos un sentido profundo en cada una de nuestras interacciones. Realmente pienso que todas las personas con las que nos cruzamos (incluidos familiares, amigos, profesores, compañeros de trabajo e incluso gente con la que interactuamos en las redes sociales) tienen algo que enseñarnos. Tan solo debemos abrirnos y recibirlo. Aunque nuestras interacciones con los demás pueden acelerar este viaje de autodescubrimiento, no es necesario estar en una relación para emprender este camino de sanación y aprender a alcanzar la propia plenitud. A veces, es más fácil empezar este camino cuando estamos entre dos relaciones íntimas, puesto que debemos hacer el trabajo para nosotros mismos, y el deseo de realizarlo procede de nuestro interior. Por otra parte, no podemos obligar a nadie a acompañarnos en este viaje. Podemos pedírselo a nuestra pareja, pero no podemos simplemente decir: «Escucha, estoy aprendiendo a curarme, y sería mejor que hicieras lo mismo. Tú también tienes tantas cuestiones sin resolver como yo, y esto no va a funcionar si no te encargas de ellas». No es necesario ser un experto en relaciones para imaginar cómo terminaría una conversación así.

Por último, tú eres responsable de ti mismo, y solo de ti. Te sorprenderá ver hasta qué punto tus relaciones actuales y futuras mejoran una vez que hayas tomado la iniciativa y hecho tu trabajo interior. Esto puede parecer un simple ajuste: sana tus heridas y tu relación automáticamente se convertirá en esa relación sentimental de cuento de hadas con la que siempre has soñado. Pero tenemos que ser realistas. En primer lugar, ninguna relación es perfecta. No importa lo seguro que te sientas a nivel emocional, de vez en cuanto te pelearás con tu pareja. Una relación exitosa no consiste en que no haya conflictos, sino que depende de cómo los manejan cuando surgen.

Mucha gente descubre que este trabajo interno tiene una parte espiritual. Al final, te encontrarás con que te estás alineando a nivel energético con una fuente universal de amor y ayuda mucho más grande de lo que creías posible, una conexión que empezarás a ver reflejada en la calidad de todas tus relaciones. Después de todo, el amor nos llega a través de muchas formas; desde el amor propio hasta el amor romántico o divino, todo es amor. Cuando buscas cultivar relaciones románticas sanas, no te equivoques, estás iniciando un camino que te llevará a una transformación espiritual. Puede convertirse en un viaje mucho más poderoso que encontrar pareja para crear un hogar o cubrir tus necesidades. Desde la estabilidad interior, podremos tener relaciones que nos permitan entendernos como seres espirituales, conectados con todo lo que existe.

CAPÍTULO 2

EL LENGUAJE SECRETO DEL PACTO CON NUESTRO NIÑO INTERIOR

Mientras que el contrato de matrimonio puede considerarse el glaseado del pastel cuando se trata de compromiso romántico, la verdad es que realizamos un pacto emocional con todas y cada una de las personas con las que desarrollamos un vínculo íntimo. Cuando dos personas se van aproximando cada vez más, gradualmente van mostrando cada vez más ingredientes de su mundo interno, incluso cosas que temen que no le gusten al otro. Quizá alguien puede empezar a mostrar que se frustra con determinado tipo de cosas, o confiese que ver deporte en televisión es algo importante en su vida. En estos momentos de gran vulnerabilidad, el modo en que cada uno ha aprendido a amar y a ser amado en la infancia comienza a revolverse por dentro. La pregunta de «¿Me querrás también si…?» se asoma en sus corazones. Y los pactos emocionales que hicieron la última vez que se sintieron así de vulnerables, en su infancia, se convierten en una parte importante de la relación.

Si lo piensas un poco, cada interacción que realizamos a lo largo del día implica algún tipo de intercambio. Ya sea pagar en el supermercado, ir al trabajo a cambio de un salario o platicar con tus amigos, en cada segundo en el que inviertes tu tiempo, energía o dinero depositas la expectativa de que recibirás algo a cambio. Esto no significa que seamos calculadores, manipuladores o codiciosos. Tan solo es como funciona el mundo. Del mismo modo en que los árboles absorben dióxido de carbono y devuelven oxígeno fresco a la atmósfera, dar y recibir forman parte de la vida. Visto así, tiene sentido que esta dinámica también sea la base de nuestras relaciones románticas.

Aunque lo que todos queremos cuando iniciamos un «contrato» con una pareja potencial es un intercambio mutuo de comprensión, apoyo y amor incondicional, nuestra capacidad para experimentar esto está muy influida por nuestras experiencias en la infancia y el estilo de apego que hemos desarrollado como resultado de ellas. Parte de nuestra sabiduría inherente es poder adaptarnos a la manera en que nuestros cuidadores principales cubrieron (o no) nuestras necesidades. Puesto que esta conexión es un imperativo biológico, dedicamos toda nuestra energía a estar lo más cerca posible de nuestros padres. Este es el origen del pacto emocional que traemos a nuestras relaciones íntimas. Vamos a ver con más detenimiento cómo se establece este pacto.

Cuando nacemos, estamos extremadamente expuestos, somos muy vulnerables y dependemos en gran medida de los cuidados de nuestros padres. Al cumplir un año, ya hemos desarrollado los patrones de interacción con nuestros padres, basados en cómo son capaces de estar con nosotros. Si nuestros cuidadores pueden percibir nuestras necesidades, si se muestran cariñosos y curiosos acerca de quiénes somos, si aceptan todos los aspectos de nuestro ser y si pueden estar disponibles cuando los buscamos, estamos en proceso de crear un estilo de apego seguro. Esto implica también poseer la expectativa de que seremos vistos, valorados y apoyados en nuestras relaciones con los demás. Sin lugar a dudas, sabemos que somos dignos de recibir amor. Más que un pensamiento o creencia, esta certeza se genera a través de las sensaciones corporales. Pueden ser sensaciones como calidez en el pecho, vientre relajado, una actitud generalizada de apertura y risa fácil. También se incluyen lágrimas que se toman con la importancia, la validación y la ayuda debida. Todo esto lleva a nuestro SNA a un estado ventral una y otra vez, generando un circuito neuronal de regulación emocional. ¡Qué regalo!

Pero algunos padres están demasiado heridos como para proporcionar este tipo de cuidados. Si uno o ambos padres sienten ansiedad, puede que a veces estén disponibles para nosotros, pero se apartarán frecuente e inesperadamente, arrastrados por su propio malestar interior. Esta impredecibilidad nos deja sin saber cuándo volverán a desconectarse de nosotros, lo cual nos hace estar asustados e hipervigilantes. Cuando somos pequeños, aprendemos pronto cuáles son las conductas que harán que nuestros padres acaben desapareciendo y empezamos a suprimir estas partes. Sin la intermediación de ningún tipo de pensamiento, podemos reprimir las sanas expresiones de alegría o tristeza o ira en un intento por que nuestros padres permanezcan con nosotros. Mientras tanto, nuestro SNA está invirtiendo mucho tiempo en activar el sistema simpático, lo que hace que estemos constantemente experimentando miedo a la pérdida y al abandono. Traemos esta herencia a nuestras relaciones adultas, escondida en nuestro inconsciente, hasta que se activa en cierto nivel de intimidad. Ahora, todo lo que nunca aprendimos sobre cómo conectar sale a la superficie.

Los niños cuyos padres están absorbidos en sus carreras profesionales y valoran el buen comportamiento y el éxito por encima de todo también aprenden muy pronto que las relaciones no son importantes en comparación con ser alguien en el mundo. Dejados a nuestro antojo, tenderemos a jugar en silencio, sin alegría, y cuando nuestros padres regresen, no mostraremos mucho interés en conectar con ellos. Aunque este tipo de padres están muy interesados en que sus hijos desarrollen sus habilidades, no están disponibles cuando aparecen la tristeza o el miedo. Es como si se atendiera solo nuestra mitad intelectual, mientras que la parte emocional se descuida. Nos hemos acostumbrado tanto a la presión constante y a la amenaza de la vergüenza que ya nos parece normal, pero los investigadores nos dicen que este tipo de abandono emocional provoca una activación constante del sistema simpático. Cuando establecemos relaciones de adultos, nos sentimos perdidos y confusos en la intimidad. Puede que seamos bastante competentes en el mundo, pero no entendemos por qué esto no es suficiente para que nuestra pareja sea feliz. Cuando las necesidades de nuestra pareja aumentan, nos asustamos y nos volcamos en el trabajo, ya que es la única forma de conexión que conocemos.

Por supuesto, cada uno de nosotros es único, y cada una de nuestras experiencias tempranas de conexión fue distinta. Pero a medida que avances en la lectura, seguramente reconocerás tendencias invisibles que desarrollaste en la infancia y que buscaban conectar con tus cuidadores. Dado que esta conexión es la necesidad más importante que tenemos, literalmente haremos cualquier cosa para sentir que la tenemos.

CONOCE A TU NIÑO INTERIOR

El niño interior es la parte más infantil de nosotros, que puede que hayas reconocido en las descripciones anteriores. Cuando nos estamos desarrollando, cada vez que nuestro cuerpo siente algo, estos sentimientos se mandan al cerebro, donde se convierten en «historias» para ayudarnos a hacer que las cosas que experimentamos tengan sentido. Por ejemplo, si sentimos tristeza o miedo provocado por cómo está actuando alguien, puede que sintamos que hay algo malo en nosotros. El niño interior (que forma parte de ti hoy en día también) almacenó estas experiencias, sentimientos e historias como recuerdos en el inconsciente de la mente. Tanto las principales heridas como el apoyo que recibimos de niños están ahí, y estos recuerdos desempeñan un papel fundamental en nuestros actos como adultos, especialmente cuando se trata de relaciones.

Conocerás mucho mejor al niño interior en los siguientes capítulos, puesto que este tiene un rol clave en lo que se refiere al apego ansioso. Por ahora, ten en cuenta lo siguiente: puesto que el niño interior puede influir en nuestros actos y elecciones de un modo que a menudo ignoramos, ¿es de extrañar que una y otra vez cometamos los mismos errores en el amor? Lo que nuestro ser adulto puede conscientemente considerar malas elecciones y señales de alerta suele resultarle muy familiar a la parte de nuestro cerebro que cree, en lo más profundo, que esto es lo que se siente cuando se experimenta amor. Vamos a ver cómo funciona esto.

Imagina a dos niños reunidos en el patio del colegio. Uno de ellos, Ben, tiene una madre que expresa muy poco las emociones y que está muy centrada en su carrera. A pesar de ser una contadora muy buena en un trabajo bastante estresante, es capaz de estar para Ben de muchas formas, incluso ayudándolo con la tarea y felicitándolo cuando hace algo bien. Acude a sus partidos de futbol y suele expresar lo orgullosa que está de él. Sin embargo, tiene dificultades para estar disponible emocionalmente para Ben cuando expresa tristeza o ira. De hecho, en muchas ocasiones no detecta su estado emocional. Cuando está contrariado, le ayuda a encontrar la manera de «solucionar el problema», en vez de simplemente escucharlo y validar lo que siente. Nada de esto la convierte en una «mala» madre; tan solo está mostrando su amor a Ben de la misma forma en que ella lo recibió de pequeña. Ella también creció con padres que tenían dificultades con la conexión emocional y que se centraban sobre todo en felicitarla por sus logros. Dado que los niños se moldean de acuerdo con las necesidades y los valores de sus padres, Ben cree que para recibir amor lo tiene que hacer siempre bien, y así, con el tiempo, pone más énfasis en las cosas de las que se siente orgulloso y, a la vez, presta menos atención a sus estados emocionales, puesto que le duele cuando estos pasan desapercibidos. En la escuela, su actitud independiente se traduce en que parece muy seguro de sí mismo, y su compañera de clase, Hunter, se siente atraída por su seguridad.

Paralelamente, en casa de Hunter las cosas son algo distintas. Su madre a menudo está ocupada con su propia ansiedad, por lo que parece que no dispone de mucho tiempo para Hunter. El hecho de tener que encargarse de la casa y trabajar en un sitio que no le gusta hace que para ella sea complicado detectar lo que Hunter necesita. A veces, se calma lo suficiente como para leerle una historia a Hunter y abrazarla, pero normalmente se le ve distraída y exhausta. Como resultado, Hunter ha experimentado que el amor aparece y desaparece de forma impredecible, lo cual la asusta. Se ha vuelto hipervigilante con las necesidades de su madre, de modo que hace pequeñas cosas que parecen ayudar a que su madre esté más disponible (estar callada, tener la habitación ordenada y no pedir demasiadas cosas). Estas pequeñas dosis de afecto que recibe la hacen sentir tan bien que Hunter ha aprendido a poner sus necesidades en un segundo plano para complacer a su madre. No obstante, cuando esto no funciona, su sentimiento de estar siendo ignorada la sobrepasa, lo cual hace que se aferre a su madre de forma desesperada. De nuevo en el colegio, Ben se siente atraído por la atención que le presta Hunter y por su naturaleza abierta y su amabilidad.

Con el tiempo, Hunter y Ben se hacen amigos y, así, establecen un pacto desde su niño interior basado en las creencias que ya se han grabado a fuego en ellos sobre lo que significa dar y recibir amor. Ben impresiona a Hunter por su independencia, lo cual la hace sentir «especial» y «vista» cuando la escoge para pasar el rato. A su vez,

Hunter colma a Ben de atención sin ningún tipo de condicionantes, y él se siente «especial» y «visto» por ella. Es como si, instintivamente, cada uno de ellos supiera lo que el otro necesita para sentirse querido y valorado. Y aunque la relación es beneficiosa para ambos en un principio, al cabo de un tiempo se vuelve poco natural y tensa. A medida que Hunter busca más atención, Ben empieza a sentirse confuso y como si ya no fuera igual de competente. Hunter comienza a molestarse por tener que esforzarse más para mantener la conexión entre ambos y, cuando levanta la voz y se muestra emocional, Ben se siente sobrepasado ante la expresión de sus sentimientos y empieza a retraerse. Al sentirse rechazada, Hunter se enfada todavía más con él. Al final, discuten y su amistad se rompe.

¿Tienen la culpa estos niños de cómo han salido las cosas? ¿Fueron ingenuos al hacerse amigos, o hicieron algo a propósito para que su relación terminara? Por supuesto que no. Cuando se trata de establecer relaciones con los demás, no sabemos hacerlo mejor. Lo único que han buscado es sentirse reconocidos, aceptados y queridos por lo que son, y simplemente se comportan del modo que han aprendido a fin de que les llegue el amor y la atención que precisan.

EL ORIGEN DE NUESTRAS PRINCIPALES HERIDAS

La historia de Ben y Hunter ilustra cómo las principales heridas en relación con el apego se generan en la infancia, y cómo estas heridas influyen en el modo en que se tejen nuestras relaciones. En el hogar de Ben había una gran carencia de sabiduría emocional, de manera que desarrolló un estilo de apego evitativo para estar conectado con sus padres impasibles. Al haber recibido una atención inconsistente por parte de su madre, Hunter desarrolló un tipo de apego ansioso y hace cualquier cosa por conseguir las escasas muestras de atención que le brinda su madre, siempre y cuando las circunstancias sean favorables. En consecuencia, su amistad sigue un patrón que se dará con frecuencia en sus relaciones adultas, puesto que todas sus conexiones íntimas estarán basadas en el pacto que establece su niño interior.

¿Por qué? Cuando no se llevan a la conciencia, las heridas que surgen durante la infancia y los patrones relacionales asociados a ellas seguirán controlando nuestros actos, entre bastidores, durante nuestra vida como adultos. Cuando hay heridas sin curar, esta parte de nosotros nunca crece. A pesar de que pensemos que iniciamos relaciones románticas como dos adultos maduros, en realidad nuestros niños interiores heridos hacen lo único que saben hacer.

Estas heridas tienen su origen en la infancia temprana, como resultado de carencias emocionales. Algunos padres caen en este tipo de errores de vez en cuando, pero en otros casos la carencia es absoluta. Necesitamos seguridad, atención, ser vistos, amor y conexiones pacíficas. Como vimos en el último capítulo, durante la infancia, el hecho de que estas necesidades estén cubiertas depende exclusivamente de nuestros cuidadores principales. Cuando, por el motivo que sea, esto no sucede, caemos en un estado de desorden emocional. Esto puede ocurrir en un hogar perfectamente funcional. Nuestros padres son humanos, y el ritmo acelerado de la vida moderna, junto con la falta de apoyo de una red familiar amplia, se traduce en que no podemos esperar que nuestras necesidades estén cubiertas al ciento por ciento todo el tiempo. No obstante, aunque los padres no están disponibles a veces, si son capaces de reconocerlo y además ofrecen momentos de amor incondicional y alegría ante nuestra presencia, es suficiente para desarrollar un estilo de apego seguro. Si una o más necesidades nuestras quedan desatendidas de forma constante, y además nuestros padres no son capaces de darse cuenta de ello ni de reparar el daño causado, desarrollamos una herida alrededor de esta necesidad. Ben necesitaba sentirse seguro para experimentar emociones, y Hunter necesitaba una madre consistente que le aportara seguridad. Su manera de adaptarse a estas circunstancias hizo posible que recibieran todo el cuidado que sus padres podían ofrecerles, pero no era ni de lejos lo que realmente necesitaban. De modo que ambos pasaron a la edad adulta con heridas muy arraigadas.

Ahora es un buen momento para hacer la siguiente reflexión. A medida que avanzas por estas páginas, ¿estás reconociendo de qué forma cubrieron tus padres tus necesidades de seguridad, de atención, de conexión sin prisas y de ser visto y querido? ¿Y cuándo no lo hicieron? Por muy buenas que sean sus intenciones, nuestros padres también tienen sus heridas, y esto suele complicar que nos puedan dar lo que ellos mismos no recibieron. Detente un segundo aquí y escucha lo que tu corazón alberga en relación con esto; es una buena forma de empezar este camino juntos.

Nuestras experiencias de apego con nuestros padres influyen mucho en el desarrollo de nuestro cerebro.[1] ¿Cómo funciona esto? La amígdala es una parte importante del cerebro que está implicada en nuestras respuestas emocionales en situaciones de peligro. Para que pueda realizar esta función, tiene grabados recuerdos de cómo respondimos en momentos de amenaza durante nuestra infancia, para poder responder de la misma manera en situaciones similares en el futuro. Esta es una de las cosas que nuestro cerebro hace para mantenernos a salvo. Si mis padres, para aceptarme, necesitaban que me sentara bien recto en la mesa para cenar, mi cerebro me advertirá que no me siente despatarrada, aunque sea la jefa de mi propia empresa. El mensaje llega tan rápido que actuamos sin pensar ante circunstancias que percibimos como amenazas inmediatas a nuestra seguridad. Evidentemente, sentarse despatarrado no supone ninguna amenaza, pero mi cerebro no vive en el momento presente. En su lugar, un mensaje antiguo sobre cómo sentarse se hace omnipresente en este instante. Este es un pequeño ejemplo sin consecuencias, pero cuando esta «amenaza» no se da bajo la forma de cómo sentarse, sino que tiene que ver con una pareja que se muestra fría y distante, está en juego mucho más.

En el caso específico de cómo interactúan Hunter y Ben, la herida del abandono se activa en quien tiene apego ansioso. Para las personas con este tipo de apego, el miedo al abandono tiene su origen en no haber recibido la atención adecuada para cubrir sus necesidades, cuyo resultado es un sistema de apego que está constantemente en guardia, con un SNA que activa el sistema simpático. Esto significa que su amígdala es hipersensible a las señales de abandono. Su respuesta natural adaptativa es centrarse en las necesidades del otro, y, si esto no funciona, se sumen en la desesperación en un intento por que la otra persona calme su SNA. Para las personas con un estilo de apego evitativo, hay una herida relacionada con la negligencia emocional. Durante la infancia, sus emociones pasaron desapercibidas, de modo que sus cerebros construyeron un muro entre la parte que siente esta necesidad y sufre mucho porque no está cubierta y la parte que se centra en «hacerlo bien». Cuando sienten la amenaza de la intimidad, lo cual los expondría al enorme dolor de que sus emociones no se tuvieran en cuenta, su sistema se apaga y se centra en las tareas que puede llevar a cabo. Todo sucede de forma automática en ambos tipos de personas, unas respuestas que tratan de protegerlas del dolor intolerable que les provocan sus heridas.

Para ser totalmente funcional en nuestras relaciones interpersonales, es fundamental dedicar un tiempo a reconocer la existencia de este niño interior herido y sentarse a hablar con él. Te acompañaré en el recorrido por estas experiencias duras que tuviste en tu infancia. Te guiaré para que puedas escuchar a tu niño interior, de modo que puedas prestarle atención y brindarle los cuidados que no recibió de pequeño. Este es el trabajo que se requiere para alcanzar la propia plenitud, y te apoyaré a lo largo de este proceso, que realizaremos en la segunda parte del libro. Pero antes debemos identificar las heridas que llevamos con nosotros. Este es el primer paso para reescribir los pactos adaptativos y dolorosos del niño interior, que son la base de nuestros problemas en las relaciones personales.

¿DÓNDE TE DUELE?

Para resumir, desarrollamos una herida cuando una de nuestras necesidades básicas no está cubierta de un modo constante. Con el paso del tiempo, esto conduce a la formación de patrones de defensa, que afectan a nuestra conducta y a la forma de relacionarnos con los demás. Normalmente aparecidas durante la infancia, estas heridas se «calcifican» con el tiempo, y los patrones relacionales que las acompañan arraigan tanto en nuestro interior que los llevamos siempre con nosotros y se convierten en los lentes con las que miramos el mundo, tiñendo nuestra percepción en cada interacción que realizamos. Con el paso del tiempo, nos acostumbramos tanto a vivir con nuestras heridas, y a la vez estamos tan atados a las creencias que se han instalado en nuestro interior, que parece que directamente son lo que conforma nuestro yo. Nos convertimos en esta versión adaptada de nosotros mismos.

Ahora vamos a centrarnos en una paciente mía, Carrie, que está haciendo todo lo posible para encontrar el amor, pero sus heridas impiden que pueda formar intimidad profunda. Cuando Carrie estaba evaluando por qué ninguna de sus relaciones parecía funcionar, se topó con que constantemente se sentía decepcionada tras la fase de cortejo, cuando el hombre se mostraba menos interesado en la apariencia y buscaba una conexión más profunda. Al cambiar el tipo de atención recibida, Carrie empezaba a sentir ansiedad, y luego se sentía perdida y sola. De pequeña, sus padres le prestaban atención a veces, pero siempre era para remarcar lo guapa que era. El resto del tiempo la ignoraban y se centraban en sus ajetreadas vidas laborales. Ella comenzó a sentir que el único valor que poseía era su belleza, de modo que cuando se sentía confundida, triste o asustada, simplemente rechazaba esas partes de sí misma que no tenían valor. Este patrón generaba pensamientos del tipo: «Lo único que importa es mi aspecto» y «No hay nada más en mí que merezca la pena».

Evidentemente, no era el caso, pero como era la única cualidad que sus padres ponían en valor, ella no tenía forma de desarrollar otras partes de sí misma. Sentía mucho dolor cuando su madre le decía: «Deja de llorar. A nadie le gustan los ojos rojos», o cuando su padre le decía «No tienes por qué preocuparte por tu rendimiento en la escuela, porque tu belleza te abrirá todas las puertas». Uno de los aspectos más dolorosos de la herida de Carrie es que nunca se le permitió explorar sus propios intereses. Cuando Carrie les decía a sus padres que le encantaría apuntarse a alguna clase de arte, de inmediato la coartaban: «¿Para qué? El arte no te va a llevar a ninguna parte en esta vida, y ya tienes demasiado entre manos». Cuando le contaba a su madre que estaba triste por algo, esta le decía: «Entiendo que te duela, pero oye, al menos eres guapa». En ningún momento Carrie sintió que su voz auténtica estuviera siendo escuchada.

Al centrar toda su atención en mantener su fachada externa, no solo no tuvo ocasión de desarrollar su considerable talento artístico, sino que no pudo aprender que sentimientos como la tristeza o la ira son también partes importantes de su persona. En su lugar, desarrolló un profundo sentimiento de vergüenza. Con el tiempo, su sentimiento de poca valía derivó en la creencia como adulta de que solo podía ser amada por su belleza; de lo contrario, sentiría el profundo abandono que experimentó cuando sus padres ignoraban su rica vida emocional. Era como si constantemente una voz en su cabeza le dijera: «Hagas lo que hagas, ¡no permitas que dejen de fijarse en ti!».

Pero ¿no podría seguir buscando hasta encontrar una pareja que se centre en su apariencia física? Por desgracia, no es tan simple. Puesto que esta herida ha pasado a formar parte de Carrie, la lleva consigo en todas sus relaciones, transmitiendo el mensaje de sus padres: «Debes seguir viéndome como la más guapa y no pedirme nunca nada más». Por otro lado, en lo más hondo de su ser, lo que piensa es: «Aunque sé que soy guapa, no tengo nada más que ofrecer». Si de forma inconsciente atrae a alguien que solo se interesa por su físico, sufre el mismo dolor que cuando estaba con sus padres. Si atrae a alguien que realmente quiere conocerla a profundidad, siente pánico cuando esta persona deja de centrarse en su belleza. Esta herida la deja literalmente sin escapatoria.

Si todo esto tiene lugar entre bastidores, sin que nos demos cuenta, ¿cómo se supone que debemos detener este patrón? Lo primero que debemos tener en mente es que no es trabajo de nuestra pareja arreglar nuestros problemas, ni tampoco es tarea nuestra encontrar a alguien que, milagrosamente, nos entienda y sepa cómo curar nuestras heridas. Debemos centrarnos en identificar nuestra herida, ver de dónde procede, y conectar y curar el dolor y el miedo que activan nuestro patrón de pensamiento y de conducta. Hasta que no seamos capaces de hacer esto, los patrones continuarán repitiéndose en nuestras relaciones y siguiendo el mismo guion.

A medida que pasa el tiempo, una herida como la de Carrie puede formar «costra». No obstante, en cada relación íntima se reabrirá y rápidamente aprenderá a vivir con dolor. Lo que todavía es más trágico es que, a menudo, nos sentimos impulsados, como atraídos por un imán energético, a volver a experimentar esas heridas porque una parte muy profunda de nosotros mismos cree que son verdad.

Algunos de los ejemplos más comunes de creencias que se generan a raíz de nuestras experiencias relacionales más frecuentes durante la infancia son los siguientes:

- Me van a abandonar.
- No merezco recibir amor.
- Me van a rechazar si me muestro como soy.
- Me van a humillar o a avergonzar.
- No puedo confiar en los demás.
- No soy suficiente.
- Tengo que esforzarme mucho para recibir amor.
- Necesito a las personas, pero no puedo confiar en ellas.
- Tengo que hacer que las demás personas sean felices.
- Los demás siempre se aprovechan de mí.
- El mundo no es un lugar seguro.
- Siempre me ocurren cosas malas.
- La gente solo me quiere cuando me va bien.

PASOS PARA IDENTIFICAR TUS HERIDAS

Para empezar a familiarizarte con tus heridas, vamos a continuar con el ejemplo de Carrie para que puedas trabajar en los siguientes pasos.

Primer paso: ¿A quién atraes?

Cuando Carrie repasó su historia relacional, se dio cuenta de que siempre terminaba con parejas de características similares: se enamoran locamente de ella, están muy centrados en el trabajo y están presentes emocionalmente cuando tienen que ir detrás de ella, pero la abandonan cuando sienten que se está comprometiendo con ellos. En un nivel más profundo, a sus parejas les importa tanto el éxito que ella suele sentirse sola y abandonada cuando se vuelven a centrar en su trabajo. Pregúntate lo siguiente:

- ¿Qué cualidades suelen compartir tus parejas románticas?
- ¿Qué tienen en común en su forma de tratarte?

Segundo paso: ¿Cómo te relacionas?

Carrie se siente atraída por hombres de negocios guapos y enérgicos, que han alcanzado un elevado nivel de éxito. Ellos se sienten atraídos por ella porque parece sexy y segura de sí misma. No obstante, estos hombres son capaces de estar presentes al principio, pero luego se vuelcan tanto en su trabajo que su vida emocional pasa a un segundo plano. Nunca están disponibles para conversaciones importantes y no saben hablar de sus propios sentimientos. En consecuencia, Carrie se siente emocionalmente necesitada, y a menudo trata de llamar su atención vistiéndose de forma provocativa, pero al final se siente abandonada porque la relación carece de una conexión más profunda. Pregúntate lo siguiente:

- ¿Dónde se producen vacíos en la comunicación con tus parejas?
- ¿Qué sientes que no puedes expresar?
- ¿Qué se ignora cuando te expresas?
- ¿Qué sentimientos negativos experimentas repetidamente en tus relaciones?

Tercer paso: Viaja al pasado

La madre de Carrie era muy guapa y valoraba su apariencia, y su padre era un abogado exitoso que se centraba casi exclusivamente en su trabajo. En resumen, ella obtuvo reconocimiento y amor por su aspecto, y nunca nadie la ayudó de veras a descubrir todos los aspectos de su ser. Incluso recuerda que le decían: «No te preocupes cielo, eres tan guapa que nunca tendrás ningún problema para encontrar novio». Como resultado, a menudo se sentía dividida entre la admiración hacia ellos y la tristeza por el vacío que sentía dentro. Esto indica una herida por abandono que pudo ver cómo había seguido desempeñando un papel importante en sus relaciones, llevándola a creer que «La gente solo me valora por mi físico y acaba dejándome». Ahora, pregúntate lo siguiente:

- ¿Qué carencia hubo en los cuidados que recibiste en tu infancia?
- ¿Puedes recordar un suceso específico en el que experimentaras esa carencia?

- ¿Qué sientes en el cuerpo cuando conectas con esta experiencia?
- ¿Qué creencia o creencias sobre cómo recibes amor pueden deberse a esto?
- ¿Cómo reflejan tus relaciones actuales lo que experimentaste en tu infancia?

Cuarto paso: Haz un esquema de tu patrón

Para que puedas ver de forma clara cómo tus heridas de la infancia siguen desempeñando un papel importante en tus relaciones íntimas, haz un esquema para identificarlas. Primero, escribe todas las heridas que puedas reconocer, junto con las creencias asociadas a ellas. Luego, describe tu primera experiencia con cada una de ellas en tu infancia. Finalmente, anota las veces que se han reactivado en tus relaciones adultas. Aquí hay un ejemplo con el esquema de Carrie.

Mi herida	Siempre me abandonan.
Un ejemplo de ello en mi infancia	Mis padres no me ayudaban a entender otros aspectos de mi persona.
Creencia sobre mí misma	Mis necesidades no son importantes, y debo dar siempre la talla.
El papel que sigue desempeñando en la actualidad	Trato de atraer a muchos hombres, pero ninguno de ellos llega a conocerme.
Sensaciones corporales y sentimientos que surgen	Tristeza, dolor en el corazón, nudo en el estómago y depresión.

Al trazar sus patrones, Carrie también se dio cuenta de que, cada vez que se activa su herida, reprime la parte de sí misma que se siente abandonada y sigue con su día a día. Después de todo, sus parejas (así como sus padres) siempre se ocuparon de sus necesidades físicas de cobijo y comida, así que sentía que debería estar agradecida, a pesar de la falta de aceptación incondicional, que la dejaba con un sentimiento de vacío en su interior. Si quieres aprender de las relaciones pasadas, tómate tu tiempo para pensar cómo reaccionas cuando se activan tus heridas. Por ejemplo, ¿tiendes a huir y esconderte, o respondes con una emoción como la ira o la tristeza? ¿Apagas el motor de las emociones, o entras en una espiral en la que te hablas mal?

La herida por abandono de Carrie es solo un ejemplo. Quizá tus padres tenían problemas económicos y te pedían dinero prestado de tu trabajo de verano para poder pagar las facturas. Esto podría conducir a que crees un patrón con el que atraigas parejas sin trabajo, sin un peso y que dependan de ti, lo que refuerza la creencia de que debes proporcionar seguridad económica para que alguien te quiera. Tal vez siempre dejas una relación tras tres meses porque tu herida te dice que no se puede confiar en nadie. O a lo mejor te aferras desesperadamente a tus relaciones, aunque desde hace tiempo se ve que no funcionan, porque tu herida es el miedo a la soledad. Sean cuales sean tus heridas y los patrones relacionados con ellas, podemos iniciar el proceso de sanarlas. Incluso el solo hecho de ser consciente de ellas puede ayudarte mientras tanto, ya que es más probable que te des cuenta de cuándo debes parar y centrarte en tu sanación en vez de zambullirte en una nueva relación. Si todavía no las has identificado, puede que te acabes encontrando en una situación similar a la de Susan y Dan.

SUSAN Y DAN

Desde el exterior, Susan y Dan parecen relativamente felices juntos. Pero de puertas para dentro han estado lidiando con algunos problemas. Aunque les gusta salir a comer fuera, Susan también suele hacer la cena en casa. Cuando lo hace, le pide a Dan que la ayude a limpiar la cocina y a poner el lavavajillas. La mayoría de las veces Dan se acuerda y lo hace con mucho gusto cuando han terminado de cenar. Pero en ocasiones se despista, normalmente cuando está agotado tras una larga jornada de trabajo y solo quiere holgazanear frente al televisor.

Cuando ocurre esto, Susan se siente molesta y poco apreciada. Pero teme ponerle palabras a su frustración porque su niña interior herida tiene miedo de que Dan se enfade y la deje. Su herida por abandono se traduce en que, a un nivel profundo e inconsciente, cree que solo recibirá amor si Dan es feliz, una creencia muy común en los que presentan apego ansioso. Por tanto, en vez de hablar y hacerle saber a Dan que le molesta cuando se olvida de limpiar la cocina, minimiza su necesidad de ayuda y reconocimiento y se vuelve todavía más atenta a las necesidades de Dan para compensar.

Hasta que un sábado cualquiera Susan preparó una cena maravillosa. Se pasó toda la tarde en la cocina. Dan llevaba el día entero esperando para poder ver un evento deportivo, así que tras la cena se fue rápidamente al sillón y puso el partido. Susan explotó. Ya no podía contener más su frustración. Toda la ira que había estado acumulando salió de golpe: insultó a Dan y le dijo de todo, rompió platos y amenazó con terminar la relación.

Dan no tenía ni idea de lo molesta que se sentía Susan por las veces que no la había ayudado a limpiar la cocina. No se había dado cuenta en absoluto, pero no porque fuera una mala pareja, sino porque Susan nunca se lo dijo. Por supuesto, era consciente de que agradecía su ayuda. Pero Susan había estado reprimiendo sus necesidades y emociones por miedo a perderlo. Rehuyó el conflicto hasta tal punto que fue inevitable, y se guardó el resentimiento hasta que su niña interior herida no tuvo más opción y explotó. Inconscientemente, ella había creado un escenario en el que su miedo a que Dan la dejara estaba un paso más cerca de hacerse realidad.

UNA ATRACCIÓN FATAL

Ahora vamos a ver cómo los pactos del niño interior intervienen a la hora de conocer y quedar con futuros pretendientes. Dos personas se encuentran en una popular aplicación de citas. La conexión es instantánea. La conversación fluye y todo transcurre de forma increíblemente natural. Cada vez se mandan más mensajes, y poco después están pasando mucho tiempo juntos. Primero, quedan para tomar un café. Luego, para unas copas. Y pronto se están viendo tres o cuatro veces a la semana.

Desde una perspectiva externa, la evolución de la relación parece normal y sana. ¿No es este el tipo de conexión que todo el mundo busca? Lo que no es tan obvio es que cada uno de ellos tiene un niño interior que también forma parte de la relación desde el inicio. Si estos pequeñines han recibido los cuidados que necesitaron para desarrollar un tipo de apego seguro, podemos imaginar que esta relación evolucionará de un modo bastante sencillo. Sin embargo, si uno de ellos, o ambos, arrastra heridas importantes, es probable que a nivel inconsciente haya visto en el otro algo que le resulta familiar del pasado. Es alucinante lo sensible que es nuestro sistema a la hora de saber lo que está sucediendo en el interior de otra persona. Una vez tuve una paciente que decía que, si yo juntaba a veinte hombres, ella escogería de inmediato al que fuera un infiel empedernido, sin saber previamente nada de él. Todos nos metemos en relaciones con nuestras propias expectativas inconscientes, que se revelarán según la relación vaya evolucionando.

Las expectativas pueden variar de forma significativa. Tal vez sean recrear y revivir heridas de la infancia para que podamos al fin curarlas. O mantenernos a salvo de nuestros mayores miedos, como el de ser abandonados o el de ser totalmente responsables del bienestar de otra persona. O a lo mejor, como en el tipo de relación sana descrita en el capítulo 1, es para aprender más sobre nosotros mismos y crecer espiritualmente.

Aunque a menudo es imposible identificarlo al principio de una relación, reconocer el pacto inconsciente establecido entre tu niño interior y el de tu pareja al topar con el primer obstáculo que se presente te ayudará a descubrir si queda trabajo por hacer en este sentido. Por ejemplo, cuando Julie empezó a estar más en contacto con su niña interior, se dio cuenta de que la relación que tenía con su pareja, Steve, estaba activando viejas heridas. Julie era la más pequeña de cuatro hermanas, de modo que sus necesidades emocionales no siempre fueron cubiertas durante su infancia. No recibió toda la atención que necesitaba, porque sus padres se tenían que repartir con las demás. Por otro lado, cuando conoció a Steve, este le pareció muy atento y extremadamente disponible. Sus necesidades estuvieron de inmediato cubiertas con él, y durante un tiempo, la niña interior de Julie se sintió segura y querida. Pero, con los meses, Steve se volvió cada vez más controlador. Se hizo evidente que solo quería estar presente emocionalmente si podía estar al mando. Esto llevó a que las necesidades y expresiones auténticas de Julie quedaran marginadas. En vez de sentirse amada y apoyada, ahora se sentía atrapada. Su trabajo interior consistía en ver en qué momentos su necesidad de atención por parte de Steve reemplazaba su capacidad de cuidar de su propio mundo interior y acababa abandonándose a sí misma.

Tómate un tiempo para analizar tus relaciones actuales y pasadas. ¿Puedes empezar a notar la naturaleza de los pactos que tu niño interior ha hecho sin querer con tus distintas parejas? «Si te quedas con él, nunca estarás sola», puede que te haya prometido tu niño interior. «Dejaré que tomes todas las decisiones si te quedas a mi lado», puede que le haya asegurado al de tu pareja.

Recuperando la idea de que todas nuestras relaciones interpersonales están construidas sobre la base de una reciprocidad mutua, tiene sentido que queramos emparejarnos con alguien que nos entienda y parezca saber lo que necesitamos. Los problemas surgen cuando este acuerdo requiere la negación del auténtico yo de uno o ambos integrantes. En tal caso, es inevitable que empiecen a resentirse con el otro. ¿El resultado? Frustración, hostilidad, culpa y otra relación «fracasada». Es más, cuando se da un pacto de este tipo, es mucho más complicado identificar y sanar las heridas sobre las que se ha construido. Es como si el amor te hubiera cegado.

LA DANZA ENERGÉTICA DE LAS RELACIONES

Vamos a observar todo esto desde un ángulo distinto. ¿Recuerdas cuando dije que nuestras heridas actúan como un imán energético? Primero vamos a ver cómo funciona realmente la energía. La teoría cuántica nos muestra que todo en el universo está hecho de energía,[2] incluso nuestros pensamientos y sentimientos, que tiene su propia carga electromagnética. Esto significa que nuestros pensamientos (tanto los conscientes como los inconscientes que marcan nuestros patrones) poseen el poder de «atraer magnéticamente» la situación que encaja con su carga energética. Esto explica por qué nos sentimos misteriosamente atraídos por algunas personas más que por otras. En pocas palabras, sus creencias sobre sí mismas y el mundo hacen que encajen de forma energética con nosotros.

Esto también muestra cómo la energía de cualquier patrón creado por nuestras heridas hace que firmemos los mismos pactos dolorosos del niño interior en nuestras relaciones, una y otra vez. Por ejemplo, si Hunter en su subconsciente cree que «Debo esforzarme mucho para que me quieran», entonces proyectará la energía de esta creencia a su mundo, atrayendo así situaciones y relaciones que corroborarán que esto es cierto. De modo inconsciente, está literalmente recreando su realidad con sus expectativas internas.

Puesto que nuestro niño interior se aferra a las heridas del pasado hasta que estas puedan ser curadas (a través del proceso de alcanzar la propia plenitud), la energía (o carga emocional) de estas heridas permanece atrapada en nosotros. Como seres de energía que somos, dependemos de una fuente de energía inagotable para funcionar correctamente en el mundo. Al no tener una salida para esta energía atrapada procedente de nuestras heridas, con el tiempo se va acumulando y termina traduciéndose en una explosión emocional (como hemos visto en la historia de Susan) o manifestándose en problemas emocionales como la ansiedad, la depresión, la adicción o la autolesión. Cuando aparecen problemas como estos, es señal de que nuestro niño interior herido no se siente a salvo y está buscando formas de calmarse, como establecer nuevas relaciones íntimas que parecen ofrecer justo el bálsamo (un renovado suministro de energía) que estábamos buscando (poniendo de manifiesto un «hambre» insaciable de apego). Pero cuando nuestro niño interior establece un pacto con otra persona desde esta posición, nuestra energía emocional no fluye libremente ni está siendo renovada.

Como resultado de esta energía estancada, también empezamos a perder capacidad creativa y espontaneidad, y podemos sentirnos desanimados, incómodos e insatisfechos. Nos esforzamos para acceder a nuestro ser superior o para encontrar algún tipo de conexión espiritual o sentido al mundo. Nos desconectamos de nuestra intuición y de nuestra sabiduría innata que nos permite saber si algo es bueno o malo para nosotros, lo que hace imposible que podamos tomar decisiones a nuestro favor. Incluso cuando pensamos que estamos realizando algo beneficioso para nosotros, puede que en realidad estemos incluso empeorando la situación. Esencialmente, estamos viviendo en modo supervivencia y, por tanto, la vida nos parece carente de alegría y satisfacción auténticas y duraderas.

Iniciar una relación con la energía de nuestras heridas llevando la voz cantante se traduce en que, más que escoger a alguien con quien poder abrirnos y crecer, estamos usando la relación como cualquier otro tipo de ajuste rápido. Al principio, puede que nos sintamos distraídos o calmados de forma temporal por la nueva energía que esta persona trae a nuestras vidas. Tal vez, cuando la relación inevitablemente se estropee, obtengamos algo de alivio al poder culparla por nuestro dolor. Pero cuanto más posterguemos enfrentarnos al origen de esta energía atrapada y trabajar activamente para poder liberarla, más tiempo permaneceremos encarcelados en ella.

Podemos comparar esto con la experiencia de crear un vínculo íntimo desde una posición emocionalmente sana. Cuando somos conscientes de nuestras heridas, podemos identificar las áreas de nuestra vida que requieren atención, y luego sanar estas heridas con la ayuda de los demás. El pacto que establece nuestro niño interior con una pareja desde esta posición está basado en un intercambio mutuo de energía que fluye libremente. Esto es lo que nos permite alcanzar la propia plenitud. Por ejemplo, Rachel empieza a sentirse distanciada de sus amigos. Su trabajo la deja demasiado agotada como para salir mucho, de modo que, como tiene pareja, en su día a día no socializa demasiado con otra gente. Cuando se encuentra en su plenitud, Rachel es capaz de aceptar sus sentimientos de soledad y distanciamiento. Es consciente de que en su infancia se sintió así a menudo, y nota que este tipo de sentimientos son tan antiguos como ella misma. Comparte estos sentimientos con su mejor amiga, a la que se le da muy bien escuchar y que, además, no busca solucionar el problema. Esto hace que Rachel no tenga que recurrir a su pareja para que la arregle ni culparla por su sentimiento de soledad. Como su niña interior se siente cuidada, Rachel empieza a atender su necesidad de socializar. Tal vez se compre una membresía mensual para ir a un centro de yoga o se una a un club de lectura de no ficción que hable sobre temas que le apasionan. Al identificar que su necesidad de socializar no está cubierta, da pasos activos para proporcionarse a sí misma este espacio en su vida.

Pero si no se da cuenta de ello, ni se pone en marcha para sanar la herida, su propia energía se bloquea y se vuelve inaccesible, y la respuesta automática de Rachel sería sumergirse completamente en su relación sentimental. Escogería pasar más tiempo con su pareja, esperando que, a cambio, él pudiera darle lo que necesita. Sin embargo, se iría frustrando y resintiendo porque su pareja también querría pasar tiempo con sus amigos o ir al gimnasio por su cuenta. Hasta ese momento, Rachel habría dependido de su pareja para satisfacer todas sus necesidades, incluso las que él no puede cubrir. Así, se deprime y su relación se vuelve tensa.

La segunda versión de la historia de Rachel muestra el clásico ejemplo de alguien que cae en la *codependencia*, el término usado para describir relaciones en las que uno o ambos miembros de la pareja se centran en las necesidades del otro para protegerse de su propio dolor o miedo. Sí, somos seres interdependientes y todos necesitamos conectar con los demás, pero cuando esta conexión está basada en el miedo, o cuando nuestra pareja se convierte en nuestra única fuente de apoyo emocional y energético, aparece la codependencia. Como veremos en el próximo capítulo, en este supuesto estamos tan sintonizados y somos tan empáticos con las necesidades de nuestra pareja que descuidamos las nuestras, a menudo por miedo a que el hecho de pedir que cubran nuestras necesidades haga que nos abandonen o rechacen. Como resultado, inconscientemente, atraemos a personas que nos «necesitan», y lo confundimos con que nos «quieran». Responder desde el miedo bloquea el flujo de energía y la intuición.

Para que te hagas una idea de cómo funciona el flujo energético,[3] imagina una línea estable de energía que conecta tu cabeza con tu corazón. Curiosamente, esta también es la conexión neuronal que se activa cuando estamos en un estado ventral y dispuestos para recibir conexiones seguras. Esta línea de energía empieza por encima de nuestra cabeza, y nos conecta al flujo universal de energía, pasando por nuestro cerebro y llegando hasta nuestro corazón. Cuando estamos centrados y alineados, la energía fluye fácilmente entre estos tres centros, permitiendo que entren en contacto y que intercambien información entre ellos. Cuando este sistema funciona bien, somos capaces de renovar nuestras fuentes de energía, conectando con las fuentes internas que hemos desarrollado durante nuestra sanación. Nos convertimos en nuestra propia fuente de energía renovada que fluye libremente. Somos más capaces de tomar decisiones que se alineen con quienes somos hoy, en vez de actuar desde nuestro patrón inconsciente, que hemos puesto a raya al calmar y tranquilizar a nuestro niño interior. Es más, somos capaces de aportar nueva energía que fluye libremente en nuestras relaciones, ayudándonos tanto a nosotros como a nuestra pareja a crecer.

Ahora pongamos por caso que uno de estos centros energéticos se ha bloqueado al no detectar una herida. Tal vez el corazón se ha cerrado por miedo al abandono (como Susan), de modo que nos desconectamos de nuestros propios sentimientos para que otra persona sea feliz. O mentimos adrede a nuestra pareja para evitar sus críticas, creando un tenso nudo de paranoia en nuestro estómago y cerebro. O tal vez ignoramos la llamada de nuestra alma por nuestro miedo a la soledad, haciendo oídos sordos a nuestra intuición y tomando decisiones que no nos convienen. En cada uno de los casos anteriores, se ha activado una herida, nuestro flujo energético se ha bloqueado y puede que empecemos a depender exclusivamente de nuestra pareja para regular nuestro sistema energético.

Cuando solo contamos con una fuerza externa para estabilizarnos y proporcionarnos energía, perdemos nuestro centro y la relación con esta persona se vuelve desequilibrada. Esto significa que, si iniciamos una relación colocando toda nuestra seguridad en nuestra pareja sentimental, sin desarrollar la habilidad de regular y recargar nuestro propio sistema energético, nuestra relación se irá extinguiendo. Si nuestro sentimiento de seguridad tan solo procede de la relación y, de repente, esta pasa por dificultades, lo más probable es que inmovilicemos nuestro sistema energético y actuemos de forma frenética para volver a tener acceso a la otra persona. Ahora estaremos desperdiciando toda esta energía porque tenemos miedo, lo cual nos deja exhaustos. Con el tiempo (y a veces, de un día para otro), dependeremos exclusivamente del otro para estar a salvo. En lugar de una interdependencia sana, habremos sucumbido a la codependencia. Esto puede resultarles muy familiar a los que tienen un estilo de apego ansioso. En el siguiente capítulo, veremos cómo se relacionan las personas con apego ansioso con las de apego evitativo, para profundizar en la compasión y la comprensión y prepararnos para nuestro propio trabajo de sanación.

CAPÍTULO 3

EL BAILE ANSIOSO-EVITATIVO Y MUCHOS MÁS

Como vimos en el capítulo 1, los vínculos seguros se construyen a partir de nuestra capacidad para corregularnos con nuestros cuidadores principales; a menudo, este proceso se inicia con una figura maternal. Si esta está en sintonía con nuestras necesidades, la capacidad de corregulación se desarrolla de manera natural en nosotros. Los primeros días tras el nacimiento, cuando madre e hijo se encuentran cara a cara, los bebés no son capaces de decir: «Mamá, necesito que me cargues en brazos», «Mamá, tengo hambre». En su lugar, aparece la corregulación en forma de danza de expresiones faciales de alegría, respuestas a nuestro llanto y el tono de voz que nos indica que nuestra madre está en sintonía con nosotros. Todo esto está, además, acentuado por interacciones químicas invisibles. Mamá no siempre acertará a la primera, pero si está pendiente de nosotros, seguirá intentándolo hasta que seamos capaces de resolver el problema juntos, y poder ir a jugar o a descansar. Cada vez que esto sucede, nuestros cerebros de bebé están siendo programados para este baile de conexiones: un baile que también se despliega en nuestras relaciones sentimentales de adultos.

En una relación sana, en la que ambos miembros de la pareja se apoyan mutuamente, esta capacidad de atender al otro y ofrecer señales de seguridad desempeña un papel importante porque ayuda a la pareja a descifrar cómo responder de la mejor forma a las necesidades del otro. Pero, cuando dos personas se juntan y no han aprendido a corregularse en la infancia (la causa subyacente en personas con apego ansioso o evitativo), literalmente no poseen la capacidad para de verdad ver y estar con el otro, y esto puede conducir a una relación explosiva o bastante desgraciada. Esto ocurre sobre todo cuando dos opuestos se atraen. Cada uno busca en el otro lo que le faltó en su infancia, y ninguno de los dos es capaz de proporcionarlo.

Al final, todos necesitamos amor incondicional, apoyo y comprensión. Mientras que los que tienen apego ansioso lo expresan en forma de deseo constante de conexión y confirmaciones reiteradas, las personas con apego evitativo se sienten más seguras cuando tienen mucho espacio e independencia. ¿Recuerdas la teoría en la que se basa el pacto del niño interior? Estas distintas predisposiciones relacionales, desarrolladas como estrategias de supervivencia como respuesta a unos cuidados inconsistentes o emocionalmente negligentes en la infancia, se desencadenan siempre que nos encontramos con un patrón similar en nuestras relaciones como adultos. Por este motivo, nos atraen conductas que confirman nuestra creencia inconsciente de que así es como se siente el amor. Confundimos lo que nos resulta familiar con lo que está bien, incluso cuando cada vez nos desestabilizamos más a causa de la conducta de nuestra pareja, lo cual provoca que las personas con apego ansioso sean aún más dependientes y las que tienen apego evitativo se distancien emocionalmente.

Cuando una persona con apego ansioso se encuentra con una persona con apego evitativo, es como si se juntaran los polos opuestos de un imán. Es mucho más difícil establecer una conexión estable, segura e intuitiva porque ninguno de los miembros de la pareja se siente a salvo y en ambos se activa el sistema simpático, lo cual hace que la conexión y la corregulación sean imposibles. Más que un simple desajuste, lo cierto es que no pueden sintonizarse con las necesidades del otro. Cada uno está en la relación de la forma que sabe, de modo que los actos y los sentimientos que muestra cada uno corroboran al otro sus miedos más profundos. Para las personas con apego ansioso, las parejas que constantemente se distancian confirman que no son dignas de ser queridas y que siempre van a ser abandonadas. Dos fuerzas empiezan a actuar en estas personas: «¡Tengo que hacer que se quede a mi lado!» y «No puedo confiar en él/ella. Seguramente me dejará». Esto conduce a comportamientos que casi siempre ratifican que la segunda afirmación es cierta, de manera que se vuelven cada vez más dependientes.

Las personas con apego evitativo tienen otro tipo de lucha interna. O bien aprendieron que tan solo poseen valor las partes de su ser que tienen que ver con el trabajo y el éxito, el buen comportamiento y el hecho de no mostrar demasiadas emociones, o bien sus familias eran tan caóticas que su única forma de refugio era distanciarse. En cualquier caso, sus padres tenían poca capacidad para sintonizar con sus necesidades, y las relaciones no se consideraban importantes. En otras palabras, estos padres no tenían la capacidad de ofrecer corregulación, de modo que el circuito para una conexión segura nunca se estableció. Pero, puesto que la conexión es un imperativo biológico, las personas con apego evitativo, que se adaptaron dejando a un lado su necesidad de apoyo emocional, también sufren mucho, ya que este tipo de necesidades legítimas de cuidados no están cubiertas. Cuando se les acercan personas con apego ansioso, lo perciben como una amenaza, porque esta atención emocional puede desatar todo su dolor. Normalmente, sin ser conscientes de ello, su mundo interior grita: «Si dejas entrar a esta persona, tu dolor interno te matará». A un nivel más consciente, el pensamiento suele ser: «Esta persona es inestable y no se comporta de manera adecuada». Siguiendo el patrón familiar, lo que hacen es apartarse.

Dado que ambos miembros de la pareja desempeñan de forma inconsciente un papel igual de importante, observaremos más de cerca las heridas que se activan y las conductas que atizan el drama en las relaciones ansiosas-evitativas. Recuerda que esto no son más que ejemplos de cómo los miembros de una pareja hacen lo que pueden para protegerse, y que (normalmente) la intención no es hacer daño. Estos actos y conductas se activan por un sentimiento de falta de seguridad. Todo ello está motivado por el instinto de supervivencia y debe verse a través de los lentes de la compasión.

En las personas como nosotros, con apego ansioso, lo que podríamos denominar nuestra «alarma de apego» se dispara para alertarnos de cualquier señal externa o interna que indique que pronto seremos abandonados. La herida de nuestro niño interior se activa y nos obsesionamos con restablecer la proximidad con nuestra pareja. Las preocupaciones internas respecto al abandono se combinan con señales externas de distanciamiento, que nos sacan de nuestro estado de calma y conducen a nuestro sistema nervioso simpático a una respuesta de lucha o huida. Dado que el antiguo patrón está actuando con fuerza, nuestros cuerpos están volviendo a experimentar la lucha por reconectar con nuestros padres y el dolor que surge al no poder hacerlo. En ese momento, el pasado se hace presente, lo cual imposibilita ver con claridad lo que está sucediendo realmente.

El pánico que se dispara en nuestro sistema nervioso[1] a veces hace que queramos «huir» sin buscar ningún tipo de conexión, pero lo más frecuente es que sintamos la urgencia de «subir el volumen» energéticamente para volver a conectar. Nos convertimos en una especie de pulpos, expandiendo nuestra energía y extendiendo las patas en todas las direcciones, poniendo en marcha unas estrategias de activación determinadas. Empujados por el miedo y el deseo, estas conductas no pararán hasta que obtengamos la respuesta que confirme que la relación está intacta. Aunque nuestros padres hubieran respondido llegados a este punto, la herida del niño interior no sana con este cuidado temporal, de modo que en nuestro interior permanecemos en guardia, esperando la próxima señal de un posible abandono. Normalmente, es muy complicado para el niño interior encontrar suelo firme en el que pisar.

Debido a este miedo constante, algunas estrategias de activación están en marcha casi todo el rato. Puede que hagamos algo tan inocuo como hablar constantemente de alguien, porque así mantenemos la idea de esta persona en la mente (y, por tanto, cerca, al alcance). Ninguna pareja estará disponible físicamente todo el tiempo, pero sentimos que es lo que necesitamos debido a que las ausencias dolorosas de nuestra infancia se han reactivado en esta relación de intimidad.

Otra conducta que puede sonar familiar es la que aparece si tras un periodo prolongado de tiempo no podemos localizar a nuestra pareja, sin ningún preaviso, y le pedimos que se ponga en contacto con nosotros tan pronto como pueda y además que nos dé una explicación por su ausencia para así poder calmar nuestro sistema de apego. Las parejas que entiendan esto podrán dar pequeños pasos para generar la confianza que necesitamos y ayudarnos a sentirnos más seguros: un mensaje que nos haga saber que llegará tarde y el motivo, o información sobre su horario. Pero, cuando este no sea el caso, las estrategias de activación puede que vayan en escalada y los intentos para llamar la atención de la pareja serán cada vez más desesperados.

Esta es, a menudo, la fase que sigue al dar abnegado y constante, que es la primera capa de nuestras conductas protectoras. Siempre y cuando esto haga que la pareja esté cerca, parecemos estar en calma por fuera, aunque por dentro siempre estamos al filo del precipicio. Cuando tenemos la sensación de que nuestra pareja se aleja (a veces simplemente porque está haciendo su vida, y otras porque de verdad se está distanciando), nos movemos hacia una segunda fase de conductas protectoras. Siempre estamos en guardia a la espera de cualquier señal que se pueda interpretar como abandono, porque el dolor de nuestras pérdidas tempranas es como un muelle en tensión a punto de soltarse. Luego, nos vemos propulsados al espacio exterior de la activación del sistema simpático, donde estas otras conductas tratan de controlar nuestro pánico interno y la certeza de que esta vez sí nos va a dejar.

Intentos constantes de contactar. Mandar muchos mensajes (especialmente si nuestra pareja no contesta al instante), o deambular por lugares que nuestra pareja frecuenta.

Llevar un registro. Anotar el tiempo que ha tardado nuestra pareja en responder y ver si está tardando lo mismo que otras veces o más.

Disculparse por cosas que no hemos hecho. Esta está muy arraigada en la infancia, época en la que siempre sentíamos que habíamos hecho algo mal si nuestros padres no estaban en sintonía con nosotros.

Perseguir a nuestra pareja para hablar hasta que se haya restablecido la conexión. Esto puede adoptar la forma de conversaciones que duran toda la noche hasta que el conflicto se soluciona.

No querer dar el primer paso para reconciliarse. A primera vista, esto parece lo contrario a recuperar la conexión, pero es un intento de que nuestra pareja nos pruebe su amor al querer reconciliarse.

Si ninguna de estas conductas basta para calmar el fuego de nuestro sistema nervioso, los intentos para recuperar a nuestra pareja irán en escalada en lo que podemos denominar «conductas de protesta».

Estas son intentos desesperados, típicos de un niño desconsolado, para mantener el contacto, aunque normalmente alejan todavía más a nuestra pareja.

Falsas amenazas. Amenazar con dejar a nuestra pareja si no nos da lo que queremos.

Culpar. Usar la culpa para hacer que nuestra pareja permanezca a nuestro lado.

Espiar en redes sociales. Analizar los «me gusta» y a los seguidores de nuestra pareja en Instagram. Mirar obsesivamente sus videos en Tik-Tok o fisgonear su cuenta de Facebook.

Ser infiel. Tener una aventura para hacer que nuestra pareja tenga celos.

Es posible que tengas más conductas para controlar una relación que puedas añadir a esta lista. Si te reconoces en alguna de ellas, no te castigues. Recuerda: seguramente en tu infancia aprendiste que, para que tus necesidades fueran cubiertas, tenías que subir el volumen y expandir tu energía. Puede que hubieras chillado hasta la extenuación en un intento por que tu madre o tu padre te cargaran en brazos. Esta es simplemente la forma en la que tu niño interior está tratando de obtener seguridad y conexión. Si te sientes impulsado a activar algunas de estas estrategias o conductas, el trabajo de sanación que estamos realizando ahora te ofrecerá otras opciones. Construiremos las bases de la seguridad interna al cuidar de tu niño interior y reforzar tu comunidad de apoyos internos. Cuando hagamos esto, tus protectores internos se suavizarán y tus conductas externas protectoras menguarán, porque tendrán mucho menos dolor y miedo de los que protegerte.

A partir de ahí, puedes empezar a notar si la que tienes es una relación en la que ambos pueden trabajar juntos para ayudarse mutuamente a sanar y crecer o si ha llegado la hora de seguir tu camino. Todo esto es un proceso, y sé por experiencia que hay días en los que es más fácil entrar en este estado de plenitud que otros. Parte de este estado de plenitud es poder ser amables con nosotros mismos cuando nos sentimos medio vacíos.

Por otro lado, nuestras parejas con apego evitativo están lidiando con su propia necesidad de seguridad. Al no haber tenido mucha conexión emocional de pequeños, llegan a la edad adulta con la certeza interna de que las relaciones provocan básicamente dolor. Y, por ello, es mejor ser independiente. Al mismo tiempo, como seres humanos que son, también desean cercanía. Cuando se aproximan a un plano más íntimo, el dolor de su infancia amenaza con irrumpir y empiezan a protegerse a sí mismos, a menudo sin darse cuenta de lo que está sucediendo. Luego se cuentan a sí mismos historias de por qué esa relación no era para ellos. Como sus parejas con apego ansioso comienzan a sentir las primeras señales de distanciamiento, se da el disparo de salida para sus intentos frenéticos por recuperar a sus parejas. ¿Cómo actúan nuestras parejas evitativas cuando desplegamos todo nuestro arsenal de estrategias de activación? Generalmente, con algún tipo de distanciamiento aún mayor, porque es la única forma que tienen de sentirse seguros. Podríamos llamar a esto «estrategias de desactivación»,[2] y a continuación expongo algunas de ellas:

No devolver una llamada o no contestar a un mensaje. No sabemos nada de ellos durante algunos días, incluso tras una serie de mensajes románticos o una cita increíble.

No comprometerse ni decir «Te quiero». Retienen información sobre lo que sienten por nosotros y cómo están en la relación.

Imprecisión al hablar del futuro. Incluso cuando parece que las cosas van bien, no quieren concretar planes futuros.

Poner distancia física. No son cariñosos, no les gusta quedarse a dormir y no quieren plantearse la opción de vivir juntos, incluso si llevan ya tiempo en la relación.

Trabajar o viajar mucho. Usan el trabajo y los viajes para poner espacio real.

Esto nos inquieta todavía más, y puede que empecemos con las estrategias de protesta, que estimulan a nuestras parejas evitativas a ir en escalada a su manera, en lo que podríamos denominar «conductas de eliminación»:

Señalar nuestros defectos, incluso tildarnos de «dependientes». Esto en realidad no tiene que ver con nosotros, sino que es una forma de recordarse a sí mismos que hay buenos motivos para no acercarse.

Tener aventuras. Ya sean físicas o emocionales, perseguir conexiones íntimas con otras personas crea distancia y debilita el vínculo entre los dos. También aleja a estas parejas de la amenaza de poner todos los huevos en la misma canasta.

Romper con nosotros. Ocurre de repente, y en el momento en el que pensábamos que las cosas iban bien. Esto puede hacer que una persona con apego ansioso se vuelva loca tratando de descubrir qué salió mal, o, peor aún, qué hizo mal.

Hacernos ghosting. Es una forma relativamente nueva que consiste en desaparecer de nuestras vidas sin explicación o previo aviso.

De nuevo, tal vez puedas añadir otras conductas a esta lista. Aunque muchas de las conductas de arriba nos hacen daño, quizá podemos tratar de recordar que se tratan de formas de defensa para las personas evitativas. Esto no excusa sus actos ni hace que estén bien, pero nos permite observar la situación desde la compasión, lo cual puede calmar nuestro SNA. Por otro lado, como puedes imaginar, las estrategias de desactivación o eliminación descritas activan a una persona con apego ansioso de un modo primario y visceral. Ahora ya tenemos todos los ingredientes para un forcejeo dramático, que puede ser tan familiar como adictivo, y finalmente devastador. La ilustración que aparece a continuación muestra cómo el sistema ansioso se activa en el pulpo, que estira las patas al sentir miedo, mientras que la persona evitativa se esconde debajo de su caparazón por el mismo motivo.

En algunas relaciones, el miedo constante experimentado en el SNA nunca permite una conexión sólida, una corregulación o una reparación, de modo que la relación es una montaña rusa que desestabiliza constantemente a ambos miembros de la pareja. No obstante, en el capítulo 8 trabajaremos en cómo la energía del pulpo puede aprender a calmar su SNA y la tortuga puede mantener la cabeza fuera para ser más vulnerable en una relación que le proporciona la suficiente conexión y conciencia para sanar.

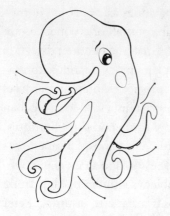
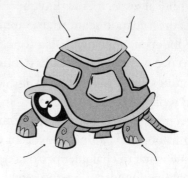

El pulpo muestra un estado de miedo con una expansión de energía cuando se activa su SNA. La tortuga muestra una contracción de energía cuando su SNA está asustado. Ambos sistemas responden por miedo y los hacen permanecer en un ciclo reactivo. No importa quién empieza el ciclo, nadie puede evitarlo, pero sus respuestas activan las alarmas de ambos SNA.

PETER Y LAUREN

Lauren es una antigua paciente mía, atractiva y de 32 años. Siempre tuvo ansiedad, pero sus heridas de apego nunca se activaron completamente hasta que se enamoró de Peter. Creo que este trató de amarla lo mejor que pudo. Pero, con el tiempo, ella empezó a notar que él se apartaba, o incluso llegaba a romper con ella cada vez que sentía que se acercaban. Comenzó a experimentar síntomas físicos y emocionales relacionados con la ansiedad, como síndrome del intestino irritable o pensamientos obsesivos. Dado que su infancia había estado marcada por la intensidad al tratar de lidiar con las emociones de su madre, interpretó que la fuerza de sus reacciones en las idas y venidas de Peter eran una señal de amor verdadero. Para ella, la intensidad era equivalente al amor.

Cuando vinieron a verme, estaba claro que Peter estaba comprometido con la relación. Lauren se abrió y habló de su infancia durante nuestras sesiones, compartiendo historias en las que se había sentido profundamente rechazada por su madre, a pesar de que Lauren trataba de hacer cualquier cosa para complacerla. Había llegado a creer que su madre nunca la quiso. Me di cuenta de que Peter tenía problemas para manifestar empatía en situaciones así. Cuando le pregunté al respecto, me dijo que le resultaba complicado conectar con Lauren cuando se mostraba vulnerable. Amaba a la Lauren divertida e independiente que había conocido al principio, y cuando expresaba necesidad o manifestaba debilidad o emociones intensas, perdía el interés. Peter pudo compartir que, durante su infancia, lo castigaban si tenía miedo o estaba triste. «Cálmate y actúa como un hombre», recuerda que su padre le decía cuando tenía tres años. La cara de repulsión de su padre le provocaba dolor de estómago a Peter, así como que evitara a cualquier persona que exhibiera sentimientos de ternura o vulnerabilidad. Cuando intentábamos trabajar estos asuntos, Peter se enfadaba y literalmente explotaba sin ningún tipo de freno, y luchaba contra un fuerte deseo de romper la relación con Lauren. Si el precio de la relación era tratar estas antiguas heridas insoportables, prefería abandonar. En vez de ayudar a su niño interior, se protegía a sí mismo diciéndose que Lauren era demasiado dependiente y que eso era señal de que no era tan lista como él.

Peter entendía que muchas de sus respuestas eran protecciones, pero el miedo que habitaba en su mundo interior lo llevó a centrarse en los defectos de Lauren y a sentir manía cada vez que alcanzaban un nivel de intimidad real. Su cuerpo también se apagaba hasta tal punto que a veces se quedaba dormido porque no podía lidiar con sus propios sentimientos. Recordó que hacía esto de pequeño, encerrándose en su habitación durante horas para escapar del desprecio de su padre. Por su parte, Lauren cayó en los patrones de su infancia con su madre, creyendo que debía solucionar sus problemas para que él la quisiera. Nunca funcionó con su madre y no podía funcionar en este caso tampoco. Como su ansiedad aumentaba, empezó a perder peso y a tener insomnio. Era tan triste ver cuánto se esforzaban en estar juntos aun estando atados inevitablemente a sus heridas en su día a día… Del mismo modo que podemos corregularnos en una relación sana, también podemos descorregularnos cuando ninguno de los dos miembros de la pareja tiene dónde apoyarse. A su respectivo nivel de desesperación, ambos se atrincheraron todavía más en sus antiguos patrones. Con el tiempo, Lauren poco a poco fue entendiendo que las idas y venidas eran demasiado traumáticas para ella.

Y, tal vez al notar que se acercaba el final, Peter encontró a otra persona durante una de sus rupturas.

Desde fuera, fue un final triste, puesto que podía ver que la conexión entre ellos era genuina. Las relaciones no son blanco o negro. Había también aspectos más adultos en Lauren y Peter, y habían desarrollado una actitud de cuidado el uno hacia el otro, pero cuando el nivel de intimidad aumentaba, volvían a sus experiencias de la infancia, lo cual se traducía en que se hacían daño a diario. Al final, lo mejor que pudo hacer Lauren ante tal panorama era seguir su camino, con su niña interior y su conjunto de apoyos internos mostrándole las áreas que debía sanar. También estaba aprendiendo algunas lecciones importantes sobre lo que realmente necesitaba de una pareja.

A veces, una relación con una persona extremadamente evitativa puede activar tu sistema de apego de un modo que no habías experimentado antes. Al tocar heridas de la infancia, la intensidad de estas primeras necesidades sale a la superficie y, junto con el afecto que haya en la relación, enciende un fuego neuroquímico persuasivo, cautivador e incluso tóxico. A medida que trabajamos para alcanzar la plenitud, es menos probable que atraigamos a este tipo de parejas. E, incluso, si lo hacemos, nuestra capacidad de ver con nitidez, desde un sentido de identidad firme, y un acceso más fácil a la voz de nuestro apoyo interior, nos permitirá rechazar este tipo de relación. En el caso de Lauren, lo más duro de aceptar era que la atracción y el amor tan intensos hacia Peter no eran suficientes. Siempre deseamos que nuestro amor le llegue a la otra persona, pero Lauren poco a poco fue entendiendo que no era culpa de nadie. Sus heridas simplemente les habían dejado con unas necesidades conflictivas de seguridad e independencia que hacían imposible que pudieran establecer una relación estable y beneficiosa para los dos. Ambos debían hacer mucho trabajo de sanación por su cuenta antes de poder estar disponibles para el otro.

Si estás enamorado de alguien que no te corresponde de la forma que necesitas, y quererle más solo implica que te pierdes completamente a ti mismo, la lección más importante aquí es soltar esta relación y darte cuenta de que el amor no basta. Muchos de nosotros nos encontramos en relaciones que no nos proporcionan el refugio seguro que necesitamos para sanar. En su lugar, tan solo se recrea un círculo destructivo de dolor emocional. Lauren empezó a entender por qué había adoptado un rol de abnegación en esta dinámica. Su crecimiento personal se dio cuando decidió avanzar y dejar una relación llena de confusión. Era el único camino que podía seguir para evolucionar.

Aquellos de nosotros que tenemos apego ansioso tenemos una vulnerabilidad particular. Todo el mundo nos puede parecer algo evitativo. Las protecciones de algunas personas tienen un cariz evitativo porque es como aprendieron a protegerse. No es una tendencia predominante a la hora de relacionarse, pero aparece de vez en cuando. E incluso esta pequeña tendencia a retirarse también puede activarnos. Por ello es tan importante empezar a trabajar en sanar las heridas del niño interior, y hacer de estas prácticas unas que puedas aplicar a lo largo de toda tu vida. Mientras tu niño interior esté atrapado en el dolor y el miedo de antaño, siempre verá las cosas a través de los lentes de estas pérdidas tempranas. Incluso las personas más equilibradas a veces se desconectan, olvidan devolver las llamadas y necesitan su propio espacio, actuando como la tortuga. Esto significa que es probable que también tengamos que trabajar nuestra ansiedad en relaciones con personas que, fundamentalmente, tienen un estilo de apego seguro, pero con algunas protecciones de tortuga. No obstante, estas relaciones serán más maleables y menos dañinas para nuestro SNA, puesto que una pareja más segura pronto estará disponible para volver a conectarse rápidamente. Con el tiempo, estas interacciones forman parte de nuestra sanación, y la voz y los actos de nuestra pareja formarán parte de nuestros apoyos internos. Esto es parte de lo que se aprende al ver que existe una forma de relacionarse en el amor en la que cada miembro de la pareja puede expresar sus necesidades y experimentar que estas son cubiertas. Veremos con más detalle esta cuestión en el capítulo 8.

HACIA EL APEGO SEGURO

Mientras avanzamos en el camino hacia la sanación, puede que ya no debamos situarnos bajo la etiqueta de apego ansioso. Nos estaríamos moviendo hacia el terreno de lo que se denomina «seguridad ganada» en nuestro patrón de apego. Se llama así porque no poseemos esta seguridad interna gracias a nuestros primeros cuidadores, sino que la hemos incorporado de adultos con nuestro propio esfuerzo. No obstante, cualquiera que en algún momento se haya identificado con un estilo de apego ansioso siempre será sensible a un distanciamiento. Es como notar la tirantez de la cicatriz de una antigua herida. Sabremos que estamos avanzando por el camino de la sanación cuando tengamos un tipo de respuesta distinta cuando nos invadan los sentimientos. Ahora, conocemos su origen, y ya no tenemos que reaccionar a ellos activando toda una serie de protecciones.

Durante el proceso de sanación, puede que todavía nos sintamos algo atraídos por el desafío y la emoción del juego de la seducción, porque resuena con la activación del sistema simpático de nuestro SNA de las experiencias en la infancia. Además, el hecho de que una persona «no esté ahí» para nosotros confirma lo que nuestro niño interior herido cree en su fuero interno que es cierto: «No merezco recibir amor, atención, ni apoyo».

Esto nos hace vulnerables a lo que se conoce como «chico/a malo/a». Por ejemplo, el típico macho, independiente, emocionalmente no disponible y totalmente digno de obsesión; es muy probable que haya estado presente en algún momento de nuestra vida. En tal caso, es posible que te haya dejado con un sentimiento de frustración y con el corazón roto por su aparente despreocupación ante tu agitada necesidad de seguridad y conexión. La confianza profunda y la intimidad son imposibles en tales condiciones. Llegado un punto, la emoción del juego de la seducción se desvanece, y aparecen la extenuación, la confusión y el sentirse usado. Créeme, todo el mundo ha estado ahí.

Con la sanación, la seducción disminuye. Estamos aprendiendo a saber lo que realmente necesitamos en una relación: un alto nivel de conexión y un apego seguro y estable. Cuanto más sintamos que merecemos esto, menos probable será conformarse con menos. A la vez, estamos aprendiendo a identificar las alarmas que nos advierten de relaciones que no nos dan esto. Esto significa que ya no caeremos tan rápido en lo que parece «amor verdadero», y nos sentiremos atraídos hacia algo que se siente muy distinto, más satisfactorio y estable. Para muchos de nosotros, existe una especie de estado intermedio en el que las personas agradables y amables que conocemos no nos dan este subidón y pueden resultar aburridas, aunque realmente veamos que ofrecen el tipo de conexión estable que deseamos.

Cuando nos movemos en este estado intermedio, nos preguntamos: «¿Qué pasa con los grandes gestos románticos, el corazón acelerado y las mariposas en el estómago? ¡Los extraño tanto!». Recuerda que cuando tenemos apego ansioso, estos síntomas, que a menudo se confunden con la química, en realidad son señales tempranas de que nuestra herida está siendo activada. De nuevo, es hora de ser muy sinceros con nosotros mismos sobre lo que necesitamos de verdad en una pareja, si lo que buscamos es una conexión duradera y una intimidad genuina: seguridad. Y si pensamos que lo seguro no es muy sexy que se diga, a continuación viene el motivo por el que esto no es cierto.

Solo cuando nos sentimos seguros en una relación podemos desarrollar confianza. Cuando se establece la confianza mutua, ambos miembros de la pareja se sienten libres para explorar el mundo exterior a su relación, donde cada uno es capaz de ahondar en sus propios intereses y renovar su propia energía. Esto genera una base sana y una química entre los dos individuos, puesto que cada miembro de la pareja está continuamente aportando algo nuevo y diferente a la relación, ya que evolucionan y crecen juntos.

Esta no es siempre una transición fácil, puesto que nuestros sistemas nerviosos están acostumbrados a una activación del sistema simpático. Al principio, la falta de esta activación nos puede parecer aburrida, pero cuanto más tiempo pasamos con amigos cuyo sistema ventral es fuerte, y cuanto más en sintonía estemos con las necesidades de nuestro niño interior, más sentiremos que estas parejas dignas de confianza son adecuadas para la persona plena en la que nos estamos convirtiendo. Lo contrario a aburrimiento, la seguridad, permite este nivel de autonomía y exploración que evita que la relación se estanque. Mientras que un/a chico/a malo/a o una persona no disponible hace que las cosas sean interesantes a base de mantenerte constantemente en alerta, la persona agradable lo hace ayudándote a sentirte lo bastante seguro como para seguir evolucionando y creciendo, mientras ambos experimentan el regalo que es una intimidad profunda.

CUANDO LA FALTA DE EMPATÍA SE CONVIERTE EN ABUSO, Y LA ATRACCIÓN, EN ADICCIÓN AL AMOR

Tener una pareja con fuertes protecciones evitativas es una cosa, pero las personas con apego ansioso, empáticas y abnegadas también corren el gran riesgo de atraer a los que necesitan que los coloquen en un pedestal: los narcisistas. ¿Cómo identificar a un narcisista? Las heridas de apego en la infancia de los narcisistas hacen que sean egocéntricos y que carezcan de empatía. Están llenos de vergüenza y, en secreto, creen que no valen nada, pero se protegen a sí mismos pensando de manera consciente que son superiores al resto, por lo que requieren pruebas constantes de la adoración de los demás. Al principio, para asegurarse nuestra devoción, también parecen saber exactamente cómo sintonizar con nuestras necesidades, y tienen la rara habilidad de hacer que su pareja potencial se sienta «especial». Imagina lo seductor que sería esto para nosotros, que nunca tuvimos tal sentimiento de pequeños. El radar mágico que hace que las personas se junten ayuda a los narcisistas a sintonizar con quienes sucumbiremos a su cebo seductor.

En realidad, están poniendo en práctica una forma extrema de autodefensa, tratando de controlar la adoración que sentimos por ellos. Si esta es constante, nunca se sentirán vulnerables por la vergüenza que sienten bajo su falsa apariencia. Puesto que todos somos seres humanos, no es posible alimentar sin parar esta necesidad de adoración (aunque dada nuestra abnegación, lo intentarán), de modo que ven como algo malo cuando se da un lapso de tiempo en el que no reciben esta idolatría. Esto justifica que nos rechacen explícitamente. Aunque en realidad somos afortunados de que nos rechacen, la angustia que genera intensifica nuestra herida interna y nos puede hacer todavía más vulnerables a la seducción de otro narcisista.

Por desgracia, la historia del narcisista y la persona empática es bastante común. Cuando las personas son tan abnegadas, se centran tanto en los demás que es probable que atraigan al polo opuesto: alguien que es egoísta o egocéntrico en un nivel extremo. En esta dinámica, la persona abnegada puede caer en unos cuidados patológicos y un estado de hipervigilancia hacia las necesidades del otro, que es el precio que paga para mantener la relación. Los narcisistas en realidad generan situaciones desestabilizantes[3] para permanecer como el centro de atención, afianzando la creencia de su niño interior herido de que solo obtienen lo que necesitan dominando a los demás. Lo hacen proporcionando pequeñas cantidades de dopamina a través de muestras de atención, una táctica que engancha aún más a la persona empática conocida como «refuerzo intermitente». Esto significa que nos quedamos esperando el próximo momento en que nos preste atención, sin nunca saber cuándo tendrá lugar esto. En el mundo actual, este tipo de conducta se denomina *breadcrumbing* («echar migas de pan»), es decir, que tu pareja muestra interés solo para tenerte enganchado cuando intuye que te está perdiendo. Puede hacerte sentir como si estuvieras en una horrible montaña rusa. Incluso el mero hecho de hablar de esto ahora puede suscitar sensaciones de activación del sistema simpático.

Este tipo de dinámica puede ser realmente peligrosa para alguien con apego ansioso, porque tener una relación con un narcisista está en la frontera con la autolesión. La persona abnegada se volcará sin mesura, hasta casi desaparecer, y tendrá todavía más ansiedad. No hay momentos en los que sienta seguridad y una conexión real, porque los narcisistas están completamente centrados en su propia falta de seguridad. La vergüenza siempre anda amenazándolos. Los narcisistas deben seguir alimentando la sensación de ser adorados, y se molestan o enfadan (y posiblemente se pongan violentos) cuando dejan de sentir que son «especiales». Por dentro, ambos tipos de persona son niños desesperados atrapados en una danza que solo les hace más daño, pero por fuera nosotros somos los que nos llevamos el castigo. ¿Por qué nos quedamos? Cuando tenemos apego ansioso, creemos que, si nos «necesitan», significa que nos «quieren», de modo que es comprensible hasta qué punto nos hacemos responsables del cuidado del niño interior herido de nuestra pareja narcisista. A menudo, cuanto más se parece esta herida del narcisista a la de nuestros padres, más difícil será para nosotros dejar la relación.

¿Crees que has caído en la trampa de un narcisista? Aunque este es un término que se usa mucho,[4] en realidad el trastorno de personalidad narcisista solo afecta a entre un 0.5 y un 5 % de la población (con mucha más presencia en los hombres). Pero las tendencias narcisistas pueden tener muchos grados, y cualquier persona que caiga en el espectro de egocentrismo y carencia de empatía puede desplegar algunos de ellos. Muchos de nosotros pasamos por momentos así. Cuando nos sentimos muy amenazados, incluso si la mayor parte del tiempo somos personas abnegadas, podemos caer en actos que se centren exclusivamente en obtener lo que necesitamos para sentirnos seguros.

Como en los demás casos, esto no es culpa del narcisista. Estos rasgos son el resultado de cómo aprendieron a protegerse a sí mismos cuando, repetidamente, fueron humillados y avergonzados en su infancia. Pero si sospechas que tu pareja evitativa tiene tendencias narcisistas, por mucho que te esfuerces, no se convertirá en una persona amorosa si cuenta con esta personalidad extrema. Tener una conexión verdadera con otra persona la colocaría en un estado de vulnerabilidad que la amenazaría con caer en un gran pozo de vergüenza. Imagina la desesperación de una persona ahogándose y entenderás lo que siente un narcisista frente a la amenaza de que su mundo interno quede expuesto. A la vez, cada ladrillo que uses para construir el muro de tu propia autodefensa se sentirá como una amenaza a su supervivencia, de modo que te menospreciará para destrozarte. La única forma de proceder ante una situación así es, en primer lugar, reconocer y aceptar lo que está sucediendo, y luego abandonar la relación. Si uno de los objetivos de una relación es aprender algo de nosotros mismos, la lección en este caso es que querer a alguien más y esforzarte más para obtener su amor no hace que tengas una relación sana. Un cambio así requiere que ambos miembros de la pareja realicen el trabajoso proceso de sanación, y para la mayoría de los narcisistas, el dolor al que se enfrentarían hace que se queden atrapados en conductas que aseguran que esto nunca ocurra.

Aunque «sabemos» que debemos abandonar la relación, no siempre podremos hacerlo. La respuesta de una persona con apego ansioso a la intensidad y a la desesperación de su pareja narcisista puede ser ir un paso más allá de la codependencia y caer en la adicción al amor. Una adicción es algo a lo que recurrimos repetidamente para protegernos de un dolor y miedo antiguos. Aunque aporta alivio temporal a la herida, no la sana, de manera que siempre necesitamos más, otra «dosis de alivio». Como en el caso de cualquier otra droga, las sustancias químicas que nos aportan bienestar en los primeros estadios del amor rápidamente pueden generar su propia dependencia, sobre todo en el caso de alguien con apego ansioso. Las sustancias neuroquímicas que se liberan en las primeras fases de una relación son muy potentes porque de niños no recibimos suficiente amor, de modo que nuestra reacción cuando lo sentimos es más intensa.

En el caso de una adicción al amor, nuestro centro de atención se reduce tanto que nada más importa. Lo único en lo que pensamos es en encontrar y mantener a nuestro lado a una pareja que satisfaga nuestro deseo de amor. Esta necesidad urgente es lo que hace que volvamos por más, aunque lógicamente sepamos que la relación no es buena para nosotros. Cuando llegamos a este punto, estamos en peligro de perdernos a nosotros mismos al buscar la calma temporal que nos aporta el amor. Somos la pareja perfecta para la necesidad de adoración de un narcisista, ya que nunca dejaremos de proporcionarle una atención reverencial, sin importar el daño que esto nos haga. Aunque la adicción al amor puede ser tan fuerte como a la de un narcótico, debemos tener en cuenta que es producto de nuestro niño interior, el niño herido que conocimos en el capítulo 2, que busca a alguien que «arregle» o llene lo que parece roto y vacío por dentro. Así hay esperanza.

¿Qué nos ocurre cuando caemos en la adicción al amor? En primer lugar, no solo es normal desear una relación con una pareja amorosa, sino que es igual de normal volcarse mucho en el otro al inicio de una relación. Estás enamorado y tu pareja es lo único en lo que puedes pensar. Es difícil concentrarse en el trabajo y esta persona es lo único de lo que puedes hablarles a tus amistades. Te obsesionas con su actividad en las redes sociales y solo quieres estar con él o ella, prestando atención a cada palabra que pronuncia. Incluso empiezas a pensar en los pros y los contras de una boda en verano o en otoño. Y aunque parezca que nuestra pareja es la que provoca todos estos sentimientos que hacen que te sientas tan bien, en realidad es nuestro propio cuerpo el que está alimentando estas sensaciones.

En todas las fases iniciales de una historia de amor,[5] estamos literalmente «colocados» con un coctel de sustancias neuroquímicas y hormonas diseñadas para ayudarnos a generar un vínculo con esta persona. En primer lugar, la dopamina (que también se libera cuando alguien consume alcohol o drogas como la heroína y la cocaína), genera una sensación de búsqueda y novedad cuando estamos con la otra persona, y a la vez hace que esta parezca especial y excitante. Dicho de forma simple: nunca tenemos suficiente. Luego, la norepinefrina inunda nuestro sistema nervioso de energía, con un efecto similar al de las anfetaminas. No podemos comer ni dormir, y confundimos nuestro ritmo cardiaco con el amor verdadero. Y, finalmente, nuestro cuerpo experimenta una caída significativa de la serotonina, responsable de la regulación del estado de ánimo, lo cual nos hace más propensos a obsesionarnos con nuestra pareja. Esta se convierte en lo único en lo que podemos pensar, y empezamos a adaptarnos con conductas que creemos que casan con lo que percibimos que son sus necesidades.

El efecto combinado de estas tres sustancias químicas hace que establecer una conexión nueva y significativa con otra persona sea una de las experiencias humanas más placenteras y satisfactorias, junto con el sexo alucinante (que seguramente también estaremos teniendo) o ganar la lotería. ¿Por qué no querríamos sentirnos como la persona más afortunada del mundo todos los días?

Pero lo que sube debe bajar, y esta inundación de sustancias químicas no dura mucho. Se da una transición natural desde la búsqueda constante hacia un vínculo de confianza y duradero. Cuando los sentimientos iniciales se desvanecen (esto puede tardar semanas, meses o incluso años, en el caso de algunas parejas), nuestro sistema nervioso quiere asentarse en un patrón más estable. Cuando la relación se mueve hacia el reino del vínculo duradero,[6] la oxitocina, la «hormona del amor», que también se libera durante el orgasmo, en el parto y durante la lactancia, nos ayuda a crear la confianza necesaria para un vínculo monógamo. Este es un paso natural y vital para una relación a largo plazo, pero puede ser una decepción demoledora para alguien que necesita sentir la intensidad que siente un bebé cuando está con su madre porque sus necesidades no fueron cubiertas.

Para aquellos de nosotros cuyas heridas nos hacen vulnerables a la adicción al amor, esto nos hace sentir tan bien y lo sentimos como algo tan absolutamente necesario que podemos confundirlo sin dificultad con lo que queremos de verdad, incluso si estamos entregando nuestro poder a cambio de sentir estas emociones fuertes y excitantes. Las sustancias químicas combinadas nos dan la sensación de haber encontrado a alguien que está locamente enamorado de nosotros y parece saber de forma instintiva cómo cubrir nuestras necesidades emocionales. Esto suena casi idéntico a lo que ocurre entre los padres y el bebé que están creando un vínculo seguro. No obstante, la enorme energía que nos da la norepinefrina nos pone en alerta a las primeras señales de lo que podría ser un distanciamiento. Junto con la serotonina, esto provoca que nos cueste más estabilizarnos y nos empecemos a obsesionar con cada movimiento de nuestra pareja, hasta que ya no podamos pensar en nada más. Las respuestas de una pareja narcisista intensifican este proceso con sus actos, que nos llevan a alimentar sus heridas. Antes de que nos demos cuenta, un proceso biológico diseñado para ayudarnos a crear un vínculo duradero está activando nuestro miedo más profundo al abandono, sembrado en nuestras relaciones más tempranas. Muy dentro de nosotros, nuestro niño interior herido está siendo activado, mientras que en la relación comenzamos a modificar nuestra conducta para seguir recibiendo nuestras dosis de este coctel amoroso, por pequeñas que sean.

Tanto los narcisistas como las personas adictas al amor están tan a la merced de sus heridas de la infancia que no controlan sus respuestas con el otro. Es una suerte cuando la relación se rompe, porque no hay posibilidad de sanar estas heridas en la relación. Los adictos al amor suelen necesitar ayuda para dejar la relación, pero luego la puerta hacia la sanación se abre.

La principal diferencia entre gente con un estilo de apego evitativo y los narcisistas patológicos es que los primeros son capaces de observar sus actos y responsabilizarse de la parte que les toca, aunque no lo consigan siempre. Sus heridas no son tan profundas como para que les sea imposible hacer esto. Muchas personas evitativas también pueden sentir empatía y vulnerabilidad. Simplemente, tienen una forma muy distinta de expresarlo, y se protegen tanto que sus reacciones pueden parecer frías e insensibles, porque las emociones que expresan debilidad no estaban permitidas o no formaban parte de sus familias. Esta era la situación de Lauren y Peter, quienes no pudieron encontrar la solución a sus dificultades para tener una relación duradera. Sin embargo, también es cierto que muchas personas evitativas serán capaces de pedir la ayuda que necesitan para sanar estas heridas antiguas. A menudo, esto puede ocurrir en una terapia de pareja en la que ambas partes, la persona con apego ansioso y la evitativa, reciben la ayuda que precisan para sanar sus heridas juntas. He visto a personas que han realizado este trabajo con éxito, y que han logrado alcanzar un nivel de comprensión, cuidado y empatía mayor que muchas parejas que inicialmente estaban mejor. Sin duda, estas son buenas noticias.

LOS PRIMEROS PASOS HACIA LA SANACIÓN

Estamos a punto de iniciar el viaje hacia el interior de nuestro ser. Tal vez podríamos imaginar nuestro cuerpo como un hogar, uno que tiene el potencial de ser un refugio para nosotros. Un lugar para estar en silencio, relajarse, y conectar de manera profunda con nuestras heridas y necesidades. Pero, para cualquier persona que haya experimentado un trauma, incluida la negligencia emocional, estar plenamente en nuestro cuerpo a menudo parece inseguro. Incluso puede que nos hayamos mandado a nosotros mismos una nota de desahucio como forma de autodefensa, y que nos cueste sentarnos y simplemente estar. Reconectar con la conciencia de nuestro cuerpo es una parte importante del proceso de alcanzar la propia plenitud.

Como hemos aprendido, nuestras primeras experiencias crean distintas sensaciones y sentimientos en nuestro cuerpo, que manda mensajes a nuestro cerebro. A partir de estas sensaciones, construimos narrativas sobre la seguridad del mundo que nos rodea, y sobre cómo las personas se relacionarán con nosotros. Estos patrones del sistema nervioso también guían nuestras respuestas en experiencias cotidianas. Si de pequeños era más seguro no estar presentes en nuestros cuerpos, nuestra respuesta hoy en día puede ser que nos «salgamos» de nuestro cuerpo. Si no podemos sentir estrés, dolor o miedo, nos sentiremos más seguros distanciándonos de nuestros sentimientos. Así suele ser como el cuerpo de una persona evitativa se protege a sí mismo de los sentimientos de devastación. Por otro lado, una persona con apego ansioso suele ser muy sensible, sobre todo a los sentimientos y los pensamientos de la otra persona, perdiendo la pista de los propios, porque su seguridad se basa en la gestión de los sentimientos y de las conductas de los demás. Para realmente sentirnos en casa dentro de nosotros mismos, de modo que no deseemos escapar a otra persona, debemos reunir el valor para dejarnos estar en nuestro cuerpo. Sentirlo todo. Todo empieza aquí, y debemos cultivar la práctica de sintonizar con nuestro interior. Junto con la conciencia emocional y cognitiva de nuestras heridas y cómo estas se activan, la consciencia del cuerpo es una parte esencial para cambiar las respuestas arraigadas en lo más profundo de nuestro ser que nos atrapan en la adicción al amor o la codependencia.

En la segunda parte de este libro, te acompañaré de vuelta al hogar de tu cuerpo, donde encontrarás un amplio abanico de sentimientos de distintos estados del ego que intentan llamar tu atención desde tu interior. Esta conciencia, tanto del cuerpo como de los estados internos que provocan tus reacciones externas, es la clave para integrar lo que sientes con lo que piensas. Te ayudaré a entender qué le ocurre a tu cuerpo y a tu SNA cuando tu apego ansioso se activa. Quizá suene abrumador, pero quiero que seas consciente de lo valiente que eres por querer realizar este trabajo. Tomarte tu tiempo para recuperar el hogar que eres para ti mismo es la base para una nueva forma de relacionarte contigo mismo y con los demás. Es el modo de desarrollar una sensación de seguridad inquebrantable en lo más profundo de tu ser.

SEGUNDA PARTE

ALCANZAR LA PROPIA PLENITUD

CAPÍTULO 4

ESCUCHA A TU CORAZÓN

Ahora ha llegado el momento de poner manos a la obra para alcanzar la propia plenitud, lo cual significa aprender a acceder a las partes más profundas de nuestro ser. Este viaje hacia el vasto territorio desconocido de tu mundo interior puede suscitar muchos sentimientos complicados, pero también puede ser una aventura fascinante y emocionante. Por tanto, es fundamental que te sientas seguro, amado y apoyado mientras realices este trabajo. Así que lo haremos juntos. Dado que el mundo de una persona con apego ansioso no le ofreció fuentes de seguridad emocional y conexión, incluso aunque recibiera amor, es importante buscarlas. Además de mí, puede que tengas a otras personas en tu vida, como un terapeuta o amigos en quienes puedas confiar, y que también pueden ser una red de seguridad para este viaje que estamos a punto de iniciar.

Si tienes apego ansioso, alcanzar la propia plenitud significa recibir apoyo para que puedas establecer una relación más amorosa contigo mismo. Te guiaré y acompañaré para cultivar un entorno seguro y compasivo en tu interior, en el que puedas realizar este trabajo. Esto hará que puedas recibir sentimientos dolorosos cuando surjan y expresarlos, un proceso que requiere valentía y una honestidad radical, que es otro aspecto esencial para alcanzar la propia plenitud.

En la primera parte, hablamos de cómo en las personas con apego ansioso nuestro niño interior herido toma las riendas de nuestras relaciones. Para calmar esta parte nuestra más infantil, en primer lugar, debemos estar realmente en contacto con nuestro niño interior y sus necesidades no cubiertas. Pero no van a salir sin más ni a decirnos cuáles son hasta que haya un sentimiento de seguridad. Como con los niños de verdad, si nuestra primera reacción es criticarlos, regañarlos o incluso rechazarlos, esta parte nuestra se esconderá. Pero cuando nuestro niño interior ve que estamos receptivos y que lo aceptamos, se abrirá. Así que ha llegado el momento de introducir a dos nuevas figuras clave en este viaje interior: tus protectores internos (suele haber más de uno) y tus apoyos internos (también suele haber más de uno). Estas dos partes tienen una enorme influencia en nuestro niño interior. Nuestros protectores internos siempre nos alertan rápidamente de los peligros, de forma no demasiado amable, y nuestro conjunto de apoyos internos son referentes de figuras adultas o mentores amorosos que alientan y cuidan de cada aspecto de nuestro ser.

Tal vez ya seamos conscientes de las distintas voces protectoras de nuestro interior. Algunas son críticas con nosotros para que no repitamos conductas que nos dieron problemas en el pasado: «No te quejes», «No reclames atención». O voces de duda: «¿Ves? En realidad, no le gustas», «Si tus padres no te quisieron, ¿por qué tendría que quererte ella?». U otras que hacen que centremos toda nuestra atención en la relación. A veces aparecen más en forma de hipervigilancia que en palabras. Si la relación se vuelve insoportablemente dolorosa, activan conductas de protesta como último recurso. Cada uno de nosotros tiene un conjunto de defensas que conoceremos bien al realizar este proceso. En este capítulo, descubriremos estas distintas partes de nuestro ser. Juntos, podemos profundizar en nuestros protectores internos a medida que vayamos entendiendo que cada uno de ellos posee su propia sabiduría, y que todos ellos están ahí porque el dolor y el miedo que tenemos los necesitan.

También conoceremos al conjunto de apoyos internos, construidos a través de la interiorización de la presencia de todos aquellos que se han preocupado por nosotros con atención, comprensión, cariño y presencia constante. Dado que estas personas nos llegaron al corazón (que es el tercer cerebro de nuestro cuerpo), solemos sentirlos en nuestro pecho. Por un momento, coloca tu mano en el pecho y observa qué sentimientos afloran. Puesto que hemos estado hablando de apoyos internos, puede que nos venga a la mente alguien que nos haya cuidado. O debido a que el cerebro del corazón es la zona en la que almacenamos recuerdos de conexión, puede que nos venga a la mente alguien que nos haya hecho daño a través de un vínculo doloroso, o que nos haya abandonado. Por ahora, es útil notar lo profundamente que hemos interiorizado a las personas de nuestra vida que nos han importado.

La mayoría de nosotros no piensa en su corazón como un cerebro, sino más bien como una metáfora del amor romántico en todas sus formas. Las últimas investigaciones demuestran que hay mucho más en este órgano de lo que imaginamos, y que tiene su propio tipo de inteligencia. El HeartMath Institute es una organización que investiga cómo las personas pueden equilibrar sus sistemas físicos, mentales y emocionales y alinearlos con la intuición del corazón. Sus investigaciones muestran que el corazón-cerebro (el sistema nervioso cardiaco intrínseco) es igual de inteligente que el cerebro de nuestro cráneo y el estómago.

El corazón-cerebro está compuesto de neurotransmisores, células de soporte, proteínas y ganglios (todos ellos, complejos e intrincados), como las redes de información del cerebro de la cabeza. También se piensa que el corazón-cerebro está fuertemente relacionado con el cerebro de la cabeza, y que manda constantemente mensajes que afectan a cómo pensamos, nos sentimos, nos comportamos y nos relacionamos. De hecho, un 80 %, aproximadamente, de la comunicación fluye hacia arriba, y solo el 20 % lo hace hacia abajo, desde el cerebro en nuestro cráneo. Este flujo de información es fundamental para darles forma a nuestros sentimientos y actuar en consecuencia. Puesto que el corazón se comunica a través de neurotransmisores y sensaciones, la mayoría de las veces no escuchamos sus mensajes.

Esto significa que una gran parte de nuestra comprensión de nosotros mismos y de la sanación de nuestras vidas emocionales, incluidas las relaciones sentimentales, se centra en nuestra capacidad para escuchar los mensajes de nuestro corazón. Esto nos ayudará a equilibrar lo que sabemos en nuestra cabeza y lo que sentimos en nuestro corazón. Nuestras cabezas están llenas de creencias que proceden de nuestras heridas. Muy frecuentemente nuestros protectores internos les dan vueltas a las cosas, imaginan situaciones, planifican los siguientes pasos para hacer que una relación sea segura, etc. La inteligencia del corazón, enraizada en las relaciones en las que nos cuidaron y que experimentamos como una comunidad de apoyo, es una fuente de sabiduría y una guía intuitiva que va más allá que el cerebro lógico. Parte de esta sabiduría es que, cultivando la conciencia de estos mensajes del corazón, también podemos entrar en contacto con el dolor, fruto de los vínculos rotos. Al hacer esto, la puerta hacia la sanación se abre.

El camino para liberar el dolor de nuestras heridas es reconocer que todavía duelen y permitirnos sentirlas plenamente, de modo que podamos recibir los afectuosos cuidados de otra persona justo en la raíz de nuestra herida. Al transitar el dolor con apoyo, alcanzaremos un lugar al otro lado en el que podremos sentir calma, plenitud y seguridad. Esto solo sucede cuando empezamos a atender los sentimientos almacenados en nuestro corazón (tal vez necesitemos llorar o enojarnos) antes de que reciban la experiencia reparadora que puede sanar incluso las heridas más antiguas y dolorosas.

Cuando escuchamos desde nuestro corazón, la parte lógica del cerebro se relaja y desaparece, lo cual nos permite acceder a la interconectividad que hay por debajo de las divisiones y categorías que nos impiden alcanzar nuestra propia sabiduría. Comenzamos a experimentar que, al igual que el corazón sustenta el cerebro, esta interconectividad lo sustenta todo. Cuando nuestro corazón empieza a recuperar los sentimientos afectuosos y de conexión y entra en un estado de apertura, o coherencia, con tu cerebro, tu sistema nervioso responde incrementando la energía del cerebro, la creatividad y la intuición, permitiendo que se dé una fuerte conexión entre tu corazón y tu cerebro, lo cual contribuye a los sentimientos de plenitud.

Antes de comenzar, es muy importante que te tomes tu tiempo para realizar este proceso. Conectaremos con niveles muy profundos de nuestro ser intuitivo,[1] desarrollando una plena conciencia corporal. El término técnico para nombrar esto es *interocepción*. Cuando cultivemos esta capacidad, tendremos una «sensación sentida», que es un conocimiento corporal en nuestro interior que nos permite acceder a todas las partes de nuestro ser que han experimentado cariño y bondad (nuestros apoyos internos), a todas las partes que trabajan a diario para mantenernos a salvo (nuestros protectores internos), así como a las partes que soportan el dolor y el miedo que debemos sanar (el niño interior en sus muchos aspectos). El primer paso es estar seguro de que cuentas con el apoyo de otras personas. Yo puedo ser una de ellas. Grabé las prácticas que realizaremos para que mi voz (y mi corazón) te puedan acompañar durante el proceso. Es importante que te preguntes si necesitas apoyo adicional. Nuestra cultura nos anima a hacerlo todo solos, de modo que comprobar regularmente lo que nos pide nuestro ser es primordial. Cuando experimentamos sentimientos antiguos, a menudo es como si los estuviéramos sintiendo en el presente. Este puede ser un proceso abrumador, sobre todo si tu cuerpo ha almacenado algún trauma. Por este motivo, es muy importante ir a tu propio ritmo y contar con un entorno seguro para realizar este trabajo.

Por favor, ve despacio y sé amable contigo mismo cuando explores tu interior. Si empiezas a sentir ansiedad, pensamientos obsesivos o te sientes paralizado o desconectado, esto es señal de que hay que frenar y volver al presente. En cualquier momento en el que te sientas abrumado, quiero que detengas tu trabajo, cierres el libro y encuentres un lugar en el que sentarte con las plantas de los pies en el suelo, idealmente sin zapatos. Luego, abre los ojos y nota cada detalle de lo que hay a tu alrededor. Céntrate en tu respiración y etiqueta algunas de las cosas que estás viendo, y dilas en voz alta. Pon las manos en la silla y percibe los ruidos y los olores que hay en el aire. Me gusta tener flores en mi consultorio cuando hago este trabajo con pacientes, puesto que mirar algo bonito puede ayudar a traerte rápidamente al momento presente. Visualizar los ojos de un ser querido también puede ayudarte a sentirte conectado con el cariño y la seguridad.

Justo al inicio de este proceso, también puedes hacerle saber a un amigo que vas a realizar un trabajo personal y que puede que necesites llamarlo si las cosas se ponen intensas. Hazlo con alguien con quien te sientas completamente seguro y que sepas que te va a ayudar durante el proceso. Si trabajas con un terapeuta, también puedes compartir este trabajo con él, e incluso llevarlo a tus sesiones si lo deseas. Y si todo esto te parece abrumador, trata de ser consciente del miedo que sientes y luego busca a alguien que pueda ayudarte. Alcanzar la propia plenitud es un proceso que será más fácil con el tiempo y la práctica. Tu sensación de seguridad interna se expandirá a medida que avancemos, paso a paso. Finalmente, antes de empezar, fíjate un objetivo que puedas repetirte y que te ayude a conectar con la energía a la que quieres acceder. Puede ser algo como: «Estoy aprendiendo nuevas formas seguras de experimentar mi mundo interior, lo cual me permitirá experimentar el amor verdadero». Y, sobre todo, no olvides que estoy aquí, a tu lado.

Ejercicio:
empezar a escuchar a nuestro corazón

Antes de sumergirnos en una meditación guiada para aportar conciencia de la inteligencia de tu corazón, quiero compartir algunas formas de ser más consciente de tu corazón en el día a día. No estamos acostumbrados a comunicarnos con esta parte de nuestro ser, así que no esperes que te salga a la primera. El objetivo es simplemente aprender a escuchar más de cerca a nuestro corazón. Este proceso de cinco pasos es una forma de empezar.

1. A pequeños ratos durante el día, observa cómo te sientes. Tan solo pregúntate «¿Cómo me siento ahora mismo?». Presta atención a la zona del pecho y trata de dejar que tu corazón (en vez de tu cerebro) responda. Sé consciente de cualquier sensación y emoción que salga en forma de respuesta, pero no trates de analizarlas. Por ahora, simplemente cultiva el hábito de comprobar cómo está tu corazón.

2. Cuando compruebes lo que estás sintiendo en tu corazón, observa también cómo es tu respiración. La manera en la que respiramos (calmada, acelerada, profunda o superficial) nos puede decir mucho de lo que está sucediendo bajo la superficie de nuestras mentes pensantes.

3. Si con el tiempo notas que tu respiración suele ser superficial y rápida, explora cómo te sientes al hacerla más profunda. Inspira contando hasta cinco y exhala contando hasta siete. Imagina que tu respiración desciende hacia tu vientre y se expande trescientos sesenta grados, de modo que es tu vien-

tre el que se hincha suavemente y se contrae en cada respiración, no tu pecho. Ahora, comprueba de nuevo cómo te sientes. ¿Puedes acceder a tu estado emocional más fácilmente?

4. Revisa tu postura. ¿Tienes la espalda encorvada o los brazos cruzados? Si es así, trata de relajar y recolocar los hombros de modo que puedas estar más recto. Esto generará más espacio alrededor de tu corazón. Después, comprueba de nuevo cómo estás y observa cualquier cambio que puedas notar.

5. El último paso es imaginar que tu respiración está llenando tus pulmones en todas las direcciones y que inunda tu corazón, limpiándolo y dándole espacio para que se abra. Una vez más, observa si estás más conectado con cómo te sientes.

Cuanto más practiques este ejercicio de concienciación, más te hablará tu corazón. A medida que te vayas abriendo al conjunto de apoyos internos, que encarnan la inteligencia de tu corazón, también notarás que estos se comunican de un modo distinto a como lo hace tu cerebro, sobre todo a través de las sensaciones, que es el lenguaje del cuerpo. Sea cual sea el mensaje que te llegue, tu trabajo por ahora es simplemente aceptarlo. No se trata de «solucionar» los sentimientos o las emociones que surjan, sino de dejar que se manifiesten. Con el tiempo y la práctica, puede que comprobar cómo te sientes, cómo respiras y revisar tu postura se convierta en una rutina más, como lavarte los dientes.

Cuando te sientas inspirado y preparado para conectar de forma más profunda con tu corazón, haz una primera lectura del siguiente ejercicio. Puedes descargar su versión grabada en <beselffull. com/meditations> y escuchar la meditación guiada. Antes de darle *play*, procura sentir que podemos hacer esto juntos, invoca tu curiosidad, ármate de valor y prepárate para explorar la inteligencia de tu corazón.

Ejercicio:
meditación para el escaneo del corazón

Por favor, ve despacio la primera vez que practiques este ejercicio. Luego, una vez que hayas aprendido a hacer el escaneo del corazón, puedes realizarlo en cualquier momento en pocos minutos. El escaneo del corazón es una forma potente de sintonizarte a nivel físico, energético y emocional. Practicarlo te ayuda a cultivar un mundo interior seguro, amoroso y alentador, en el que realizarás el trabajo para alcanzar la propia plenitud. Lo creó una buena amiga y colega mía, Lynn Carroll.[2] Lynn es una terapeuta maravillosa que guía a sus pacientes hacia una conexión profunda consigo mismos a través de la conciencia corporal. Con su meditación para el escaneo del corazón, puedes sintonizar con lo que tu corazón está diciendo en cualquier momento.

1. Encuentra un lugar tranquilo en el que te sientas cómodo y protegido. El escaneo del corazón se puede realizar en cualquier entorno; pero, para empezar, ayuda practicarlo en un lugar en el que te sientas seguro físicamente.

2. Dite a ti mismo que es momento de parar. Este apunte interior te ayudará a bajar el ritmo que llevabas con lo que fuera que estuvieras haciendo antes de entrar en el estado pausado al que quieres acceder. De forma consciente, relájate hasta que puedas conectar de verdad con lo que está sucediendo en tu cuerpo. Ralentiza tu respiración y tus movimientos.

3. Cierra los ojos y respira despacio a medida que tomas conciencia del centro de tu corazón, en medio de tu pecho. Sintoniza y observa. ¿Tu corazón se siente abierto, cerrado o neutral? Probablemente no estés habituado a describir tus experiencias o sentimientos desde un punto de vista sensorial o usando el lenguaje sensorial. Algunos ejemplos de experiencias sensoriales que puedes notar al sentir el centro de tu corazón pueden ser tensión, sensación de hormigueo, mareos, rigidez, densidad, mente en blanco, ligereza, expansividad o pesadez. ¿Qué sientes? Tan solo observa. Date cuenta

de si sientes ansiedad, paz o neutralidad. A veces todas estas sensaciones se pueden presentar a la vez. Simplemente, deja que ocurran.

4. Al tomar conciencia de tu corazón, puede que veas imágenes o colores y que sientas emociones fuertes. Es posible que salgan a la superficie pensamientos, miedos o recuerdos antiguos. Tan solo observa y nota lo que sucede en tu cuerpo. A medida que ganes conciencia, verás si tu cuerpo se calma o se pone más tenso.

5. Sea lo que sea que surja, sigue la corriente. Estamos en constante cambio, de un instante a otro. Si sientes que tus pensamientos se aceleran, que aumenta la tensión o que te empiezas a abrumar, devuelve tu atención a la respiración. Centrarte en ella durante un rato puede ayudarte a calmar tu sistema nervioso y a relajarte.

6. Sigue nombrando lo que notas sin aferrarte a ningún pensamiento o sensación específicos. Tan solo ponles nombre a las cosas, como «tensión en el hombro», «tristeza», «preocupación», «impaciencia» o «sueño». Permítete estar en el momento presente. ¿Qué sientes al mirar de forma más objetiva tus experiencias, sentir las sensaciones de tu cuerpo y observar el centro de tu corazón? Tal vez empieces a notar cómo esta forma de inteligencia es distinta a la del pensamiento.

7. Ahora, permite que emerja una imagen que te proporcione paz. Tal vez sea un paseo por la montaña o la playa, jugar con tu mascota, hacer repostería o leer. Sea cual sea la imagen, permítete estar presente con lo que te sienta bien. ¿Qué le ocurre a tu cuerpo? ¿Cómo sabes que está cómodo? ¿Qué emociones aparecen en tu corazón? Presta atención a cualquier imagen que surja y tan solo observa lo que sucede en el centro de tu corazón cuando evocas una sensación de paz.

8. Ahora, piensa en un momento en el que te sintieras querido. Puede que sea un recuerdo de la infancia o de una experiencia reciente. Si crees que no te has sentido nunca querido, imagina cómo sería experimentarlo. Cuando ves esta imagen de sentirte querido, presta atención a lo que le ocurre a tu co-

razón. ¿Tu corazón siente calidez, ligereza y más apertura? ¿Empieza a cerrarse? ¿De qué pensamientos eres consciente cuando imaginas ser amado? Deja que salgan y luego suéltalos.

9. Expande tu conciencia más allá del centro de tu corazón. ¿Qué sensaciones notas en todo tu cuerpo? ¿Qué emociones están presentes? Si tu mente pensante empieza a acelerarse, presta atención y siente las emociones de tu cuerpo. Comienza a inhalar y exhalar, observando cómo se siente.

10. Si tu cuerpo se siente vacío, bloqueado o si hay un muro o algún tipo de separación, indaga en estas sensaciones. ¿Ves los colores del muro? ¿Qué tan grueso es? Si te sientas junto a él, ¿cambia? ¿A qué te recuerda? ¿Te viene algún recuerdo a la mente? Tan solo nota lo que sucede en tu interior.

11. Si te sientes atascado, observa dónde lo sientes. Permítete estar así. ¿Cómo te hace sentir, a qué se parece? ¿El hecho de prestarle atención en vez de resistirte a ello provoca un cambio? Pregúntale a tu inteligencia del corazón qué puedes darte a ti mismo para desbloquearte. Luego, imagina que lo recibes.

12. Devuelve tu atención al centro de tu corazón. ¿Puedes concentrarte en él? ¿O te sientes constantemente arrastrado hacia fuera de tu ser, preguntándote lo que los demás están diciendo o haciendo, pensando en el trabajo, reflexionando sobre el pasado o haciendo planes para mañana? Tal vez observes que no quieres estar presente con las emociones de tu corazón. A lo mejor no estás preparado.

13. A medida que sigues escuchando tu corazón, puede que este te muestre lo que necesita de ti para sentirse más seguro, abierto, amoroso y tolerante. Esto puede aparecer en forma de imágenes o simplemente a través de «certezas» intuitivas. Observa cómo sintonizar con tu corazón a un nivel profundo te permite recibir mensajes de tu mundo interior.

Cuando aprendes a estar presente con tu corazón de esta forma, sin importar lo que esté sucediendo dentro o fuera, aprenderás con práctica y tiempo a sentirte más conectado con una fuente verdadera de seguridad, amor y apoyo. A veces, esto te llegará en forma de sentimientos y sensaciones, otras veces como la sensación de la presencia interna de alguien que te ha cuidado, un apoyo interno. Volveremos a la meditación para el escaneo del corazón en el capítulo 8, donde empezarás a explorar cómo permanecer centrado en el corazón en tus relaciones. Por ahora, ve conociendo tu corazón con este ejercicio en varias situaciones, de modo que puedas aprender a acceder a la inteligencia de tu corazón cuando lo necesites. Este es un tema al que iremos regresando a lo largo de nuestro proceso de sanación, puesto que el corazón es la base para un mundo interior seguro, amoroso y alentador que te permitirá pasar tiempo con tus dolorosas heridas y sanarlas, encontrar estabilidad emocional y, finalmente, reaprender a querer.

HAZTE AMIGO DE TUS PROTECTORES INTERNOS

Uno de los objetivos de este capítulo es ayudarte a que puedas relacionarte con tu niño interior desde una posición segura y amorosa, lo cual implica aprender a entender el rol de tus protectores internos. Durante tu meditación para el escaneo del corazón, puede que hayas tomado conciencia de lo chillonas e intensas que pueden ser a veces estas voces duras y críticas, que te hablan desde bastidores, diciéndote lo que deberías hacer o dejar de hacer en relación con esto y con aquello. Como ocurría con tu niño interior, debes aceptarlas por completo para que puedan formar parte del proceso de curación.

El paso de rechazar estos protectores internos a sentirse agradecido por ellos es uno de los cambios más importantes a nivel interno. Es comprensible que queramos que estas voces críticas se callen, pero su grado de contundencia está también en consonancia con el grado de dolor y miedo que sentimos ante un peligro del que nos intentan proteger. Si tu mente te dice que jamás de los jamases llames la atención de alguien, puedes estar seguro de que te prestaron tan poca atención que esto ha provocado todo un océano de dolor en tu interior. Probablemente, cada uno de nosotros pueda encontrar un ejemplo de algo similar en su vida. Por tanto, es apropiado sentir gratitud hacia los protectores internos, pues están tratando de proteger al niño interior herido. Están intentando asegurarse de que este niño interior no se vea criticado o avergonzado por no comportarse según las expectativas familiares o culturales.

Pero hay otra cosa importante en relación con nuestros protectores internos. Aunque no pretenden impedirnos avanzar, refuerzan las cosas a las que más miedo tenemos: ser inadecuados, demasiado sensibles o no merecernos recibir amor; es decir, todas las cosas que se consideraban inaceptables en nuestras relaciones del pasado. Puesto que su origen es el miedo, creen que todo es blanco o negro, bueno o malo. Disparan la ansiedad y la vergüenza para protegernos, lo cual de forma inintencionada hace que se refuercen nuestras creencias negativas. Al hacernos amigos de estos protectores internos y ofrecerles nuestra compasión, nos darán acceso al niño interior al que están protegiendo. Y una vez que el niño interior esté sanado, estos protectores internos no serán necesarios del mismo modo. Este trabajo interno profundo con el dolor y el miedo es realmente el atajo para silenciar las voces internas que nos acosan a diario.

Como hemos estado hablando de los protectores internos, es probable que haya aparecido alguno de los tuyos. Observa cómo los ves y cómo suenan en tu cabeza. Tal vez sea la voz de uno de tus padres. Un paciente mío me dijo: «Oigo a mi madre aconsejándome que no gane al pimpón porque, si no, no les gustaré a los chicos, así que ahora, cada vez que me quiero reafirmar en un grupo de hombres, todo mi cuerpo se retrae y mi garganta se tensa de modo que no puedo hablar. Si trato de controlarlo, entonces me asalta la voz crítica que me grita y me dice que soy una idiota». También podría ser, de una forma más abstracta, la voz de la sociedad. «No es propio de una señorita/un hombre hacer/ser...». Uno de mis pacientes varones me dijo que por mucho que su mujer y sus hijas lo quisieran, preferirían verlo muerto a que mostrara debilidad. ¿Qué dicen tus voces? ¿Es posible escucharlas con tanta atención que puedas llegar hasta la raíz del dolor y el miedo de los cuales te quieren proteger para que no pases por lo mismo que en tu pasado?

Lo paradójico es que escuchar esta voz suele hacerte sentir a salvo. Es como si dijera lo que es de sentido común. Después de todo, si eres rico y delgado, como todas las revistas y películas dicen, ¿no será tu vida perfecta? Desgraciadamente, no. Tener abdominales o una cuenta bancaria acaudalada no tiene nada que ver con tu capacidad para amar y recibir amor. Hasta que no hayamos avanzado mucho en el proceso de sanación, nuestros protectores internos seguirán actuando así, porque quieren protegernos del daño que hemos aprendido a esperar en ciertas situaciones. La voz interior de este protector puede ser crítica y humillante, con la esperanza de que esto te proteja de los mismos sentimientos en el mundo exterior. Sin haber sanado, funcionan como una adicción, y siguen actuando del mismo modo hasta que haya menos miedo y dolor del que protegernos.

Cuando nos hacemos amigos de esta parte nuestra, entendiendo que su rol siempre ha sido únicamente el de proteger al niño interior de más dolor, y le agradecemos al niño interior este favor, los protectores internos se empiezan a sentir escuchados y entendidos. Se desarrolla la confianza y permiten abrir la puerta al reino en el que se encuentran el dolor y el miedo del niño interior. Ahora, los protectores internos nos consideran un aliado en la protección del niño interior, más que alguien que quiera dañar y criticar a este niño precioso al que cuidan. A medida que las viejas heridas se curan, hay menos necesidad de que nuestros protectores internos se interpongan entre el niño interior y la amenaza del dolor. Sus voces se silencian según el niño interior va siendo capaz de experimentar los dones de la curiosidad, el asombro, las ganas de jugar y la intuición a los que puede acceder cuando empieza a sanar. Observamos que nuestros protectores internos merecen tanto amor incondicional como el resto de nuestras partes. Gradualmente, estos protectores internos cuidarán y aconsejarán centrándose en lo que está ocurriendo aquí y ahora, en vez de estar en guardia ante el peligro de que se repita un dolor del pasado. En lugar de decir: «No deberías dejar que nadie te vea llorar», dicen: «Tus lágrimas son valiosas. ¿Es seguro compartirlas con esta persona?». Su sabiduría te ayuda ahora a discernir entre los compañeros en los que puedes confiar y en los que no.

Ejercicio:
cómo tus protectores internos se convierten en aliados

¿Estás preparado para hacerte amigo de tus protectores internos? Bien. El primer paso es ser consciente de cuándo estos protectores internos están susurrándote al oído. Si tienes un tipo de apego ansioso, es probable que hayan aparecido de forma tan constante en el fondo de tu mente que incluso creas que son tu parte más potente. Incluso que sean más reales que tú. Pero recuerda que esto no es así. Un protector interno es solo una parte dentro de un gran mundo interior. Al identificarlo conscientemente como tal, cada vez tendrás más práctica en reconocer cuándo está tratando de protegerte. Los protectores internos pueden ayudarte a ver qué partes de tu ser has tenido que abandonar para sentirte aceptado. Cuando dicen: «No te atrevas a darle tu opinión a tu jefe», puede que recuerdes lo peligroso que era mostrar cualquier discrepancia en tu familia. Sigue estos pasos para conocer mejor a tus protectores internos:

1. Empieza por escuchar a tus protectores internos como práctica de toma de conciencia. Las palabras *deberías* o *no deberías* a menudo te indican su presencia.

2. Toma conciencia de los mensajes que se repiten. A medida que los vas escuchando, ¿puedes identificar ciertos temas recurrentes? ¿Cuáles son los más importantes para los protectores internos? Cuando tengas la capacidad de observar su patrón, también podrás recordar las veces que estos pensamientos, sentimientos y conductas no han sido aceptados en casa.

3. Agradece a los protectores internos que te hayan ayudado a no repetir las cosas que te causaban problemas en casa. Agradéceles que te hayan ayudado a abrir la puerta para poder curar estas viejas heridas. Permíteles saber que estás trabajando en ellas y que ahora tendrás más libertad para reaccionar de un modo distinto. Muestra seguridad para que puedan estar menos alerta a medida que vas sanando, y hazles saber que esperas recibir sus sabias indicaciones para conocer el alcance de tu

impacto en los demás, y viceversa. Puede que notes cómo tus protectores internos ya van suavizando su voz, porque han sido aceptados como una parte valiosa de tu ser.

Mientras vayas haciendo este ejercicio, notarás lo severos e imponentes que pueden ser tus protectores internos. Les has hecho caso porque parecía que hacer lo que decían esas voces negativas y críticas te llevaría por el buen camino. Puede que sientas que, sin ellas, quedarás desprotegido, sin conciencia de ti mismo y sin saber hacia dónde te diriges en la vida. Es como ser un caballo que olvida que puede cabalgar sin que nadie se lo indique. La verdad es que tus protectores internos se irán calmando lentamente a medida que vayas curando el dolor, y te seguirán guiando, pero de una forma más amable.

Ahora, vamos a observar de nuevo cómo interactúan tus protectores internos con tu niño interior. ¿Recuerdas la historia de Susan del capítulo 2? Estaba enfadada con su pareja, Dan, por no ayudarla a limpiar la cocina. Su niña interior se sentía furiosa y despreciada. Pero sus protectores internos le estaban advirtiendo: «¡No digas nada! Vas a hacer que se enfade. Decir lo que piensas solo provocará una pelea. Probablemente, te dejaría. Es tu trabajo cubrir sus necesidades, y no el suyo atender a las tuyas. Tus sentimientos no son importantes». Estos miedos estaban enraizados en la herida por abandono de Susan, y son un ejemplo de cómo los protectores internos de una persona tratan de proteger al niño interior de otro abandono.

Si Susan sigue las indicaciones de sus protectores internos, su niña interior se acobardará y se esconderá. Sofocará su ira y su resentimiento aumentará. Si su niña interior se impone, se desestabilizará emocionalmente y gritará a Dan, en vez de hablar sobre sus sentimientos y sobre el asunto de la cocina. Sus actos estarán impulsados por respuestas emocionales sin ningún tipo de contención. Los que tenemos apego ansioso estamos familiarizados con ambos tipos de respuesta. Estos seguirán apareciendo hasta que esas referencias adultas, razonables y amorosas, tus apoyos internos, intervengan y te ayuden a iniciar el proceso de sanación. Pero, al comprender de qué te están protegiendo tus protectores internos, puedes conocer mejor tus heridas.

TU COMUNIDAD DE APOYOS INTERNOS

No importa lo poco capacitados que estuvieran nuestros padres para cubrir nuestras necesidades, porque en nuestras vidas todos hemos tenido otras relaciones que han ayudado a crear una comunidad interna de gente que nos cuida y apoya. Para que puedas imaginártelo mejor, quiero que rebobines y pienses en la persona que más te ha querido, validado, apoyado y alentado en la vida. Incluso los momentos más pequeños de este tipo de conexión importan. Si esta comunidad ahora mismo es pequeña, el trabajo que estamos realizando es una oportunidad para añadir otras presencias que estarán presentes el resto de tu vida. Su apoyo no lo recibimos en forma de palabras. Dado que estuvieron realmente disponibles para nosotros y reflejaron nuestra bondad y valor, y refuerzan nuestra identidad como una persona valiosa y siembran la esperanza de que los demás puedan tratarnos del mismo modo. Su presencia reconfortante y sabia también nos ayuda a transitar las emociones más dolorosas y complicadas, que es lo que hace posible que podamos sentir plenitud.

En el ajetreo de nuestro día a día, y con la ansiedad que acompaña a nuestras relaciones, la mayoría de nosotros no estamos acostumbrados a conectar con el cuidado de estos apoyos internos. En su lugar, nuestros protectores internos toman el protagonismo para protegernos de cuanto dolor les sea posible. Ahora, empezaremos a conectar conscientemente con estos apoyos internos y los relacionaremos con los protectores internos y con ciertos aspectos del niño interior. En la medida de lo posible, recurriremos a personas que hayas interiorizado porque se han convertido en seres que te han proporcionado un apoyo duradero en tu interior. Son, sin excepción, fuentes de seguridad que continuamente se corregulan con nosotros. A continuación, propongo una lista de sugerencias que te ayudará a evocar la energía de tus apoyos internos:

- Ciertos momentos en los que te sentiste visto, apoyado y querido por tu padre o tu madre, aunque no siempre estuvieran presentes.
- Tu terapeuta u otro tipo de figura de mentor que te ve y te devuelve cariño.
- Un amigo íntimo que te apoya y que ha sido una fuente de aceptación en tu vida.
- Una mascota que siempre ha estado ahí contigo y que te ha mostrado un amor y un apoyo incondicionales.
- Un maestro que no solo te ha enseñado, sino que se ha preocupado por ti como persona.
- Un lugar geográfico en el que te has sentido especialmente «en casa». Esto puede ser un lugar en la naturaleza o una ubicación física en la que te has sentido estimulado y a salvo.

También puede que tengamos relaciones con otras personas que son profundamente alentadoras, aunque sean personas que no vemos a diario:

- Personas famosas que han demostrado su compasión y cariño a través de acciones en el mundo.
- Un representante importante de tu tradición espiritual. Algunos de nosotros tenemos algún tipo de relación con un poder supremo, ya lo llamemos Dios, Shakti, el universo o la madre naturaleza.

Tomémonos un momento para revisar atentamente esta lista de nuevo, observando quién nos viene a la mente de forma espontánea. A medida que entramos en contacto con estos apoyos internos, observamos si también aparece algún protector interno. Puede que esté preocupado por si estás descuidando posibles amenazas. O puede que rechace la existencia de estos referentes en tu interior. «¿Cómo sabes si son reales? Puede que sean imaginarios». Resulta de ayuda atender al protector interno. «Te escucho. Sé que estás preocupado. Quiero que conozcas estos apoyos internos tú también. Nos vendría bien la ayuda». Siempre que oigas las palabras de tus protectores internos, muestra agradecimiento y regresa a tus apoyos internos. De este modo, estás empezando de verdad a construir nuevas redes neuronales entre estos dos grupos, que por lo general han estado separados en tu mente y en tu corazón. Lo cierto es que necesitamos tanto protección como apoyo, y las partes de nuestro ser que seguramente están exhaustas por tratar de hacernos estar a salvo necesitan las que contienen la experiencia del cuidado y el aliento.

Ejercicio:
escucha a tu conjunto de apoyos internos

Cuando hayas entrado en contacto con alguien o algo que hayas interiorizado y que es la voz y la energía de tus apoyos internos, dedica un poco de tiempo en conocerlo bien. El siguiente ejercicio está diseñado para explorar esta nueva relación e invitar a que esta energía segura y protectora entre en tu vida. Con esta sensación de conexión en tu corazón, también puedes pensar en ella como la voz de la inteligencia de tu corazón. Puedes descargar el ejercicio como una meditación guiada en <www.beselffull.com/meditations> y hacerlo tantas veces como quieras. Puede ser una fantástica forma para iniciar el día con la presencia que surja en ese momento.

1. Cierra los ojos y visualiza a quien hayas escogido como apoyo interno para este ejercicio. Imagínalo en tu corazón lo mejor que puedas para sentir su amor, cariño, compasión, amabilidad y aceptación. Permite que todos estos sentimientos te inunden y observa cómo esto te afecta a nivel sensorial y físico. Puede que te sientas tan bien que sonrías. Puede que notes una liberación emocional y llores. Está bien. Simplemente, estate presente con esta presencia y deja que surja lo que tenga que surgir.

2. Ahora pregúntale a tu apoyo interno si tiene algún mensaje para ti. Escucha atentamente para oír la respuesta en todos los niveles de tu ser: ya sea verbal, emocional o sensorial. Puede que oigas algo que suene como tu propia voz en tu cabeza diciéndote: «Estás a salvo», o que simplemente notes una

sensación de calidez y amor. O tal vez sientas incomodidad, dado que tu apoyo interno se da cuenta de que este ejercicio es un desafío y algo nuevo para ti. Y que esto está bien.

3. Permítete sentirte reconfortado y visto, aceptado y alentado. A salvo. ¿Qué observas en ti mismo a través de los ojos de esta presencia amorosa? ¿Qué aspecto positivo de tu ser está siendo validado?

4. Confía en que tienes permiso para experimentar cualquier cosa que estés sintiendo: vacío, paz, felicidad o tristeza. Tu apoyo interno te ofrece un espacio seguro. Quiere que sepas que tu realidad emocional es tu realidad. Quiere que sepas que es seguro ser tú.

5. Si aparece un protector interno, tal vez haciéndote sentir vergüenza por sentir lo que sientes, deja que tu apoyo interno intervenga amablemente. Reconoce la sugerencia del protector y asegúrale que todo está bien. Escucha cómo tu apoyo interno le dice a tu protector interno que estás a salvo, que recibes cuidado y amor, y que está bien que sientas lo que sea que estés sintiendo.

6. Ahora pídele a tu apoyo interno que te ayude a sanar a tu niño interior herido con su ayuda, protección y amor incondicional. Invítalo a estar presente a lo largo de tu vida.

7. Agradece a esta presencia amorosa que te ayude a sanar. Y agradece a tus protectores internos que se esfuercen tanto por mantenerte a salvo. Cuando estés listo, abre los ojos.

Ahora estamos involucrando activamente a estos mecanismos que te cuidan en tu interior, y puedes entrar en contacto con ellos muchas veces al día. Al principio, a algunos de mis pacientes les costaba entender que podemos llevar el amor, el apoyo, la energía y las buenas intenciones de alguien a nuestro mundo interior. No obstante, pude observar que muchos de mis pacientes, de forma natural, empezaron a decir cosas como: «Cuando la paso mal por no beber, oigo tu voz en mi cabeza», o «Lo único que tengo que hacer es poner una mano en el pecho y noto que estás a mi lado». Es maravilloso que nuestro cerebro esté construido de tal modo que pueda recurrir a las presencias reconfortantes de otros cuando necesita apoyo y ánimos.

También puede que oigas a tus apoyos internos y a tus protectores internos hablar entre ellos. Todo esto está reconstruyendo tu mundo interior para preparar un entorno en el que el niño interior pueda sentirse a salvo. En el siguiente capítulo, nos implicaremos más con los apoyos internos para incrementar su influencia, a medida que aprendes a contar con su presencia para sanar a tu niño interior herido. También estaré a tu lado según avancemos por la parte más importante del proceso. No estás solo.

CAPÍTULO 5

SANAR A TU NIÑO INTERIOR DESDE DENTRO

Como bien sabes ahora, la relación que tienes con tu niño interior influye en tus relaciones con los demás, especialmente en las íntimas. Las heridas que sufrió tu niño interior en la infancia marcan el tipo de relaciones que, de forma instintiva, buscas en la edad adulta, porque la parte de ti que aprendió a amar y ser amado a través de una relación dolorosa nunca tuvo el apoyo necesario para desarrollarse. En el capítulo anterior, conocimos el conjunto de apoyos internos a los que podemos recurrir para calmar a nuestro niño interior cuando está molesto. Es más, con el tiempo,[1] estos apoyos internos pueden ayudar a crear un entorno seguro donde guardar nuestros sentimientos más profundos. Como un padre o madre atento, responsable y amoroso, estas partes sabias de tu ser te dan total libertad de expresión emocional, a la vez que ponen límites para que puedas sentirte a salvo. Al ofrecer este tipo de apoyo incondicional que muchos de nosotros no tuvimos de pequeños, estamos siempre cuidados.

Invitar a estas partes a tomar el mando mientras aprendes a acceder a la energía constante, amable y alentadora que puede ayudar al niño interior es fundamental para alcanzar la propia plenitud. Para empezar este proceso, dedicaremos más tiempo a aprender cómo trabajar con los apoyos internos para que ayuden a sanar al niño interior. Este también es el tipo de trabajo que puedes hacer con un terapeuta, y recomiendo mucho buscar ayuda profesional extra en tu camino para alcanzar la plenitud. Yo también puedo ser ese tipo de presencia a lo largo de estas páginas. La belleza de contar con estas personas maravillosas es que estás construyendo tu propia comunidad de apoyos internos. Una vez que esta sea fuerte, nunca tendrás que depender exclusivamente de los demás para obtener el amor y el aliento que necesitas.

Estos apoyos te proporcionan la seguridad para conocer ciertos aspectos de tu niño interior como si fuera tu propio hijo. Esto implica observar las señales que indican que estos aspectos han sido activados o están a punto de actuar. Tus apoyos internos pueden acercarse a ellos y escuchar lo que necesitan. Esto significa estar tan sintonizados con el estado emocional del niño interior que eres capaz de ayudarle a poner nombre a lo que está sintiendo en una situación dada y a entender que su agitación emocional es temporal. En esencia, significa convertirse en su roca, de modo que, cuando su miedo al abandono lo abrume, no tenga que aferrarse a lo primero que encuentre, en un intento desesperado por sentirse a salvo, pues sabe que tiene toda una gran comunidad de apoyo justo dentro de su propio corazón.

Algunas personas se refieren a este proceso como «recrianza», puesto que esencialmente se trata de recibir lo que tus principales cuidadores no te dieron de forma suficiente de pequeño. A medida que esta comunidad se hace más fuerte, florece una especie de corregulación interna. A lo largo de nuestras vidas, necesitamos y queremos conectar íntimamente con los demás. Forma parte del hecho de ser humanos. Curar a tu niño interior será un proceso alegre de crecimiento, más que una búsqueda desesperada de alguien que te pueda completar. Según vayas sanando, empezarás a contar con mucha gente sana que te apoya, tanto a través de tus apoyos internos, como de las personas en las que confíes para que te ayuden en este proceso de conectar con otras personas que también dispongan de esta capacidad de apoyo y cariño en tu mundo exterior.

Es importante que te tomes tu tiempo y vayas a tu propio ritmo. No hay ninguna meta a la que llegar ni una medalla de oro que ganar si lo haces bien. Tu niño interior siempre formará parte de ti, y siempre necesitará consuelo y cuidados. Aprender a confiar en tus apoyos internos, así como en las otras personas que te acompañen en este viaje, es un proceso continuo, algo que al principio puede parecerte desconocido, pero que te dará un sentimiento de seguridad interna que no parará de crecer.

APRENDER A ESTAR CON TU NIÑO INTERIOR

El primer paso para conocer las distintas partes de tu niño interior es ser consciente de cómo te relacionas con ellas. Tratamos esto en el capítulo anterior, cuando observamos cómo la voz de tus protectores internos a menudo las hería, cuando lo que estos pretendían era protegerlas. Ahora vamos a profundizar y a conectar con cada parte o aspecto del niño interior para ver qué tiene que decir.

Puede que esto no salga de forma natural al principio; es completamente normal, no pasa nada. La verdad es que vivimos en una sociedad en la que los sentimientos se suelen percibir como algo caótico e incómodo, además de una pérdida de tiempo. La mayoría de nosotros crecimos en casas en las que la dejadez emocional era la norma, y en las que nuestros padres (por mucho o poco que nos quisieran) estaban demasiado ocupados o distraídos como para sentarse con nosotros y encontrar un rato para escuchar lo que sentíamos. En vez de esto, si estábamos tristes, obteníamos un abrazo o un «todo irá bien», o nos daban una galleta o podíamos ver más rato la televisión. Es algo reciente que la salud mental y la inteligencia emocional sean temas cada vez más populares. De hecho, es probable que nuestros padres tampoco supieran escuchar sus propias emociones. Ante emociones complicadas, la respuesta más común es tratar de solucionarlas lo más rápido posible, ya sea disipándolas con medicinas o alcohol, o simplemente poniendo buena cara y haciendo ver que está todo bien.

Como éramos niños, esto significa que aprendimos a hacer lo mismo, puesto que esto es lo que se nos pedía como miembros de la familia. Lo que realmente necesitamos es a padres que hagan de ejemplo de cómo lidiar con todo un amplio espectro de emociones; los sentimientos de orgullo, alegría y emoción, sí, pero también los dolorosos, complicados y confusos. Si tienes en cuenta lo incómodo que nos resulta a la mayoría de nosotros ver el malestar de otra persona, o lo rápido que regresamos a lo que fuera que estuviéramos haciendo para distraernos de cualquier cosa que nos hace sentir mal (ya sea comer, trabajar, ir de compras, tomar drogas, navegar por las redes sociales, hacer ejercicio, etc.), está claro que, cuando se trata de estar con nuestros sentimientos, la sociedad tiene mucho camino por recorrer.

Al pasar por encima de las emociones dolorosas tan rápidamente, no aprendemos a transitar por las emociones de un modo sano y seguro. Esto también significa que hemos olvidado la magia y la cualidad medicinal que podemos hallar en el dolor y el caos; que el catalizador para sanar se basa en ser lo suficientemente valiente como para sentir y dar espacio a las heridas de nuestro interior, que están desesperadas por ser vistas y escuchadas. Estas son las partes que probablemente nunca fueron atendidas, que tienen información crucial para nuestro bienestar y lo único que quieren es que alguien les haga caso. Todos nuestros sentimientos deben saber que importan, todos nuestros sentimientos necesitan ser escuchados, y todos nuestros sentimientos tienen el derecho a ser reconocidos. Cuando tratemos de sanar a nuestro niño interior herido, aquí es donde entrarán en acción los apoyos internos y empezarán a validar todos los aspectos de tu ser.

El único modo de que seas un buen defensor de todos los aspectos de tu niño interior es escuchar todo lo que te tiene que decir, lo cual implica, en primer lugar, aprender a acercarte a él con la máxima tranquilidad posible, cosa que no es fácil para alguien con apego ansioso. Como hemos visto, a menudo aprendimos a ser hipervigilantes con el mundo exterior para estar a salvo, monitorizando los actos y las reacciones de los demás, para obtener pistas que nos indiquen si nos van a abandonar y (en el caso de un niño muy pequeño que depende de sus cuidadores para su supervivencia) si literalmente nos van a dejar morir. Aunque esto nos ayuda a ser empáticos con las necesidades de los demás, también es nuestra manera de sentir estabilidad. Pero también tiene un precio, puesto que, cuanto más sintonicemos con lo que está sucediendo a nuestro alrededor, menos lo haremos con nuestro interior.

Cuanto más ocupados y distraídos estamos, y cuanto más buscamos el amor fuera de nosotros mismos, más difícil es escuchar al niño interior, por no hablar de recurrir al amor y al aliento de nuestros apoyos internos. Cuando nos abramos a esta comunidad de apoyo, desarrollaremos una empatía interna con nuestro niño interior herido. Bajar el ritmo también significa estar presente con tu dolor, y, como hemos visto, como sociedad no sabemos cómo convivir con él. Así que vamos por ello, poco a poco, juntos.

SI DUELE, ES PORQUE ESTÁ SANANDO

No importa lo bien que vivamos o la suerte que tengamos: todos los seres humanos experimentamos dolor. En el caso del niño interior, las heridas que tenemos muchas veces son tan viejas como nosotros mismos, hasta el punto que parecen parte de nuestro yo. Cuando somos incapaces de procesar un dolor antiguo, este queda atrapado en nuestro cuerpo, tiñendo toda nuestra experiencia del mundo e impidiendo que vivamos de forma plena y satisfactoria.

Aunque naturalmente preferimos no experimentar dolor, con el apoyo necesario podemos aprender a estar del todo presentes para lo que está dentro de nuestro corazón, lo cual incluye el dolor de no sentirnos queridos o de no tener nuestras necesidades cubiertas. Cuando levantamos muros para protegernos de estas partes enfadadas y heridas, también bloqueamos la alegría que siempre está disponible para nosotros en nuestro corazón. Por eso, en vez de acceder a nuestra fuente natural de felicidad y bienestar, perseguimos placeres externos para hacernos sentir mejor. Como hemos descrito en el capítulo 3, ir detrás de otra persona, ya sea como alivio para nuestras heridas o como forma de distracción de nuestro dolor, nos conduce a la codependencia y a la adicción al amor.

Ahora vamos a sentir y experimentar los mensajes que el cuerpo te está mandando. Esto es lo que denomino «asomarte a tus sentimientos». Es importante recordar que todos tus sentimientos son adecuados. Lo que quiero decir con esto es que no existe un sentimiento bueno o malo. Solemos oír a la gente hablar de sentimientos positivos y negativos, pero en realidad todos los sentimientos nos aportan información relevante sobre lo que nos está pasando por dentro. Las etiquetas «bueno» y «malo» a menudo significan que los padres o cuidadores no saben validar nuestra experiencia emocional observando y atendiendo lo que sea que sintamos, por muy doloroso, confuso o inoportuno que sea.

Por ejemplo, de niño puede que te sintieras mal porque no te habían ido a buscar al colegio. Tal vez a tus padres se les ponchó una llanta u ocurrió cualquier otra cosa que les hizo llegar tarde, mientras tú entrabas en un estado de pánico. Cuando llegaron, puede que te mostraras visiblemente angustiado, con lo cual te preguntaron: «¿Por qué estás tan mal? Ya estoy aquí. ¡No hay motivo para asustarse!». Esto parece la respuesta obvia y natural, ¿no? Quieren que sepas que estás a salvo. Pero es un claro ejemplo de circunvalación emocional, y en ese momento se infería que tus sentimientos de angustia no eran reales o estaban mal. Puede que ahora notes en tu cuerpo lo que se siente cuando tus sentimientos son criticados o negados.

Por otro lado, un padre capaz de validar tus sentimientos y así permitirte saber que tus necesidades están siendo reconocidas y entendidas te pediría que compartieras cómo te hace sentir que haya llegado tarde. Tras escuchar atentamente lo que tienes que decir, asentiría y te diría: «Sí, tiene sentido que estuvieras preocupado. Debe de haberte dado mucho miedo no saber dónde estaba». Tómate un momento para experimentar qué siente tu cuerpo si te dicen esto.

En última instancia, los padres se sienten mal cuando decepcionan a sus hijos. Pueden ponerse a la defensiva si han causado dolor involuntariamente y tratar de disimular sus errores, en parte porque así se sienten mejor. Al fin y al cabo, la culpa es otra emoción negativa, y nadie quiere sentir que es un mal padre. Es más fácil hacerles ver a tus hijos y a ti mismo que sea lo que sea que haya sucedido, y sean cuales sean los sentimientos que ello haya suscitado, no es nada importante (sobre todo si, como en el ejemplo de antes, nadie resultó físicamente herido). Pero, con el tiempo, ignorar estas experiencias emocionales nos deja un sentimiento de confusión y vulnerabilidad. Como sabemos, el niño que no tiene sus necesidades cubiertas no crece; sigue viviendo como un niño interior herido.

No se trata de culpar a nadie. Frecuentemente, todos ignoramos nuestros sentimientos porque es lo que hemos aprendido a hacer. Pero, al final, nuestros sentimientos son mensajeros de nuestras necesidades emocionales. Cuando no logramos validar lo que sentimos, no nos estamos dando permiso para sentir lo que sentimos, lo que a su vez significa que no se nos permite necesitar lo que necesitamos. Darles un espacio a estos sentimientos significa aprender a recibir la validación de tus apoyos internos y de los que te acompañan en tu proceso. Es crucial a la hora de aprender a cubrir tus necesidades emocionales de forma continuada, ya sea con la ayuda de tu comunidad de apoyos internos o con la de quienes están ahí para ti de forma sana.

Puedes practicar la validación interna simplemente pensando en algo que te ponga mal. Observa y nombra con una palabra la emoción, tal vez comprobando qué siente tu cuerpo. Luego escucha lo que tus apoyos internos tengan que decirte. A lo largo de estas páginas, me voy convirtiendo en uno de ellos, de modo que incluso podríamos imaginar que te digo: «Está bien sentir lo que sientes. Podemos investigar juntos qué significa lo que sientes». Puedes detenerte aquí si notas que tu cuerpo se relaja al sentirte escuchado. Si tienes la sensación de que este sentimiento es desproporcionado con la situación, puedes preguntarte cuándo te habías sentido así antes. Esta pregunta no siempre tiene una respuesta rápida, pero tu mundo interior agradece que te detengas un momento para pensarlo. Si tienes la sensación de que la emoción actual está conectada con el pasado, tiene sentido que puedas sentirte mal ahora también. Tan solo estás observando una lógica emocional detrás de lo que estás sintiendo, del mismo modo que el padre que llegó tarde.

También es de ayuda tener un lugar seguro interior en el que tus apoyos internos puedan llegar a todos los aspectos de tu niño interior en cualquier momento y atender lo que le esté ocurriendo. Se pueden comunicar a través de un diálogo interno (escucha interna), y puede que también los visualices a través del ojo de tu mente (mirada interna). Yo puedo ver a mi cariñosa abuela y oír su voz cuando mi niña interior necesita que la escuchen. Tu capacidad para sentir en tu interior te permitirá experimentar cualquier emoción que necesite ser sentida para estar presente.

Para el próximo ejercicio, crearemos un lugar donde puedan encontrarse las partes de tu niño interior y los apoyos internos usando tu mirada interna, lo cual requiere que visualices esta experiencia. Para ayudarte a recordar qué aspecto tiene tu niño interior, busca una fotografía de cuando eras pequeño con la que sientas una conexión y tenla cerca durante el ejercicio. Podemos realizar este ejercicio juntos con la versión larga en <www.beselffull.com/meditations>. Si en algún momento te sientes mal o va todo demasiado rápido, puedes parar, abrir los ojos, apoyar bien los pies en el suelo y sentir la presencia de alguien en quien confíes. Esto también es escuchar la voz del niño interior.

Un lugar interior seguro

1. Túmbate en una posición cómoda y, si es posible, tápate los ojos con algo para que no te moleste la luz. Cierra los ojos y realiza unas respiraciones profundas en el espacio de tu corazón. Rocía tu corazón con tus exhalaciones y deja que tus respiraciones se alarguen. Realiza entre diez y quince respiraciones. Siente cómo tu sistema nervioso está más relajado. Aprender a ralentizar tu respiración y sentir tu corazón al principio puede resultar todo un reto, así que realiza el número de respiraciones que te resulte más cómodo. Respirar de este modo puede incluso traerte recuerdos a la mente, así que sé amable contigo mismo si esto ocurre.

2. Ahora piensa en un lugar seguro. Tal vez sea un lugar de tu pasado en el que siempre te sentiste a salvo. O quizá un lugar en la naturaleza. Recuerda cada detalle de cómo es, cómo huele y cómo te sientes en él. Por ejemplo, si es una playa, puede que notes la brisa en el rostro y la arena bajo tus pies. Cuando visualices este lugar seguro, observa la calma que experimentas en él.

3. Ahora invita a los distintos aspectos de tu niño interior a entrar. Imagínalos en el lugar seguro, viendo cómo se sientan o permanecen de pie. Si te cuesta que aparezcan, esto solo significa que necesitan más tiempo para confiar en que es un lugar seguro. Mantén la invitación abierta y trata de realizar el resto del ejercicio otro día. (Más adelante, explicaré por qué puede que se muestren tímidos).

4. Una vez que puedas ver a tu niño interior, invita a tus apoyos internos a pasar al lugar seguro, observando cómo van lle-

gando cada uno de ellos. Invítalos a presentarse. Por ejemplo: «Hola, niño interior. Estoy aquí para verte, escucharte y ayudarte. Para cualquier cosa que necesites, estoy aquí». Haz que le expliquen al niño interior que pueden lidiar con cualquier cosa que este tenga que decir y que el niño interior tiene todo el permiso del mundo para mostrarse y expresar todos los aspectos de su ser.

5. Ahora pide a tus apoyos internos que le pregunten al niño interior lo que siente, y observa si el niño interior es capaz de compartirlo en ese momento. Luego escucha atentamente con tu escucha interna y valida lo que comparta. Es bastante probable que algunas partes del niño interior se sientan solas o vacías, tristes o enfadadas. Recuerda que los apoyos internos no tienen que arreglar estas emociones. Tan solo deja que estas partes del niño interior sepan que el modo en que se sienten es bienvenido aquí. Diles que se les permite sentir todas estas cosas y que estás aquí para ellas.

6. Cuando te hayan dicho todo lo que necesitan decir, diles a todas estas partes del niño interior que siempre estás aquí para escucharlas y darles amor. Hazles saber que irás comprobando cómo están regularmente y que, cuanto más compartan, mejor podrás comprender lo que necesitan.

7. Antes de terminar, pídele al niño interior que permanezca en el centro de tu corazón para que puedas cobijarlo en la parte más sagrada de tu cuerpo. Incluso puedes visualizar cómo va del lugar seguro a tu corazón. Si la tienes cerca, puedes sostener la fotografía sobre tu corazón, invitándolo a sentirse protegido.

8. Poco a poco, abre los ojos y regresa al momento presente. Realiza algunas inhalaciones y exhalaciones profundas, observando dónde estás y lo que hay en la habitación.

Todas las partes del niño interior necesitan ser vistas y escuchadas, pero puede que lleve un poco de tiempo que confíen en tus apoyos internos. Puede que hayan sido ignoradas durante tanto tiempo que les sea difícil imaginar que alguien las va a escuchar. Por favor, no te desanimes si no se muestran a la primera, o si no pueden compartir lo que sienten. Recuerda que otros han decepcionado al niño interior y que puede que tengas que repetir este ejercicio unas cuantas veces antes de que se sienta seguro y dialogue contigo. Pero ahora siempre tendrás este lugar seguro interior al que ir, y regresar ahí a menudo les demostrará a las distintas partes del niño interior que estás comprometido con estar ahí para ellas, con entender sus necesidades y con escuchar lo que tengan que decir. Invitar a tus apoyos internos a ver y validar los sentimientos de tu niño interior herido significa darte permiso para sentir lo que surja, sin pensar si «deberías» o «no deberías» sentirte de este modo. Esto recordará al niño interior que ningún sentimiento es malo, que está bien sentir lo que sea, y que hay un recurso en tu interior al que siempre puede acudir para obtener el apoyo que necesita.

Esto implica que mientras profundizas en este trabajo, también tendrás que comprometerte lo suficiente como para ir bajando el volumen del exterior (no dedicar toda tu atención a tu relación y no buscar intencionadamente distracciones), de modo que puedas prestar más atención a tu experiencia interna. A medida que aprendas a transitar por la vida usando este compás interno, irás ganando confianza en tus apoyos internos y serás menos propenso a delegar toda esta responsabilidad en otra persona.

EL AUTÉNTICO AMOR PROPIO

En nuestra cultura, nos estamos familiarizando mucho con el concepto de *amor propio*, pero a menudo obviamos el hecho de que el auténtico amor propio es en realidad el duro trabajo de estar ahí para cada parte de nosotros. Ir a un *spa* o realizar una excursión en la naturaleza puede ayudarte a conectar con tu mundo interior, un paso fundamental para aprender a estar con el niño interior. Pero el trabajo no puede detenerse ahí. A pesar de lo incómodo y escalofriante que pueda ser, comprometerse con estar presente con todos los sentimientos que aparecen cuando permaneces contigo mismo durante un periodo más largo de tiempo es fundamental.

A medida que vayas llegando a estos sentimientos más profundos, puede que te sientas atraído hacia las protecciones que has aprendido para aliviar el dolor. Estas pueden ser unas galletas, una serie de Netflix, una copa de vino, mirar las redes sociales o comprar por internet. Cuando estas ansias salen a flote, tu mundo interior te está indicando la necesidad de bajar el ritmo y darte un breve descanso de tu trabajo interno. Si observas que vas a caer en una de tus distracciones favoritas, podrías preguntarte: «¿Qué sentiría si no me comiera estas galletas?». Ofrecerle a tu interior la posibilidad de ser escuchado es algo muy respetuoso y considerado. Si tras realizar una pausa y escucharte todavía te sientes tentado por las galletas, no pasaría nada por comértelas. Una de las mejores formas de facilitarte este trabajo es hacerlo en compañía de amigos que te apoyan. Este tipo de ayuda puede hacer que necesites menos calmarte por estos medios. Recuerda siempre que puedes ir tan despacio como quieras.

En cuanto a los sentimientos complicados que puedan surgir durante el proceso, en el caso de las personas con apego ansioso, los más reprimidos suelen ser el enojo, la tristeza y la vergüenza. De hecho, tal vez el mero hecho de leer estas palabras puede que te haga sentir pesadez en el pecho. Es especialmente importante aprender a sumergirse en estos sentimientos en particular. El enojo puede asustar. Nuestro enojo nos protege y busca la justicia a través de una disculpa o cualquier otra forma de reparación. Y aunque la forma sana de expresar el enojo sería haciéndole saber a la persona en cuestión el daño que te ha hecho, el simple hecho de pensar en esta conversación puede activar la herida del abandono, puesto que amenaza tu relación con esta persona. ¿Qué pasa si la respuesta de tu pareja, por ejemplo, es ponerse a la defensiva y no escucharte? ¿Merece la pena correr el riesgo de pedir lo que necesitas?

Es más fácil actuar como si las cosas fueran bien y ponerte una curita donde te duele, y así añadir más peso a tu corazón, que ya lleva una mochila muy grande. Pero, con el tiempo, esta mochila se acaba manifestando en forma de duelo por la parte de ti que literalmente se está muriendo por ser escuchada. Cuando se ignora este duelo, podemos caer en la depresión.

A medida que tus apoyos internos se sintonizan con las necesidades de tu niño interior, trata de distinguir cuándo aparecen este enojo y esta tristeza durante el día. Luego invita al niño interior al lugar interno seguro y permítele estar enfadado, triste o tal vez incluso llorar. Tus apoyos internos pueden ayudar al niño interior a sentirse validado y visto. Procura que este proceso sea amable y continuado en el tiempo. No vas a sanar a la primera. De hecho, es mejor que consideres esto como parte de un trabajo constante para alcanzar la propia plenitud y otro elemento para vivir una vida alegre, plena y satisfactoria.

DI LO QUE SIENTES

Nadie se levanta un día, se estira y dice: «¡Qué día tan maravilloso! ¡Es una mañana perfecta para tener una charla con mi dolor interno!». Por lo general, evitamos el proceso todo lo humanamente posible. Para hacerlo más fácil, puede ayudar nombrar lo que aparezca a medida que te sumerjas en tus sentimientos. Esto te permite convertirte en testigo de tus emociones en vez de sentir que estas ocupan todo tu ser. Ser testigo hace que tengas el espacio suficiente como para observar las emociones y dejar que se muevan a través de ti sin que te abrumen. Cuanto más trabajo de sanación hagas, mayor será tu capacidad para observar. Y cuanto más capaz seas de observar, más abierto estarás a la sanación, de modo que la práctica genera un círculo precioso que impulsa el proceso de alcanzar la propia plenitud.

Cada vez que las distintas partes de tu niño interior herido te pidan que les prestes atención, etiqueta sus sentimientos a medida que aparezcan: «Siento miedo», «Estoy preocupado», «Estoy furioso», «Me siento decepcionado». Dilo en alto si quieres. De esta forma, cuando una emoción fuerte salga a la superficie, podrás ver el sentimiento como lo que es, y desde esta perspectiva relativizadora también es más fácil ver qué necesidades han de ser atendidas. En las fases iniciales de establecer conexión con tus sentimientos, puede que a veces sientas que te arrollan. Está bien y es lo esperable. Simplemente, empieza de nuevo con el siguiente sentimiento que aparezca.

El neurobiólogo interpersonal Dan Siegel[2] también dice que etiquetar tus sentimientos ayuda a conectar la parte lógica del cerebro con la parte emocional en su libro *Mindsight*: «[...] nombrar sentimientos y emociones reduce la activación límbica. A veces necesitamos "nombrar para dominar"». Se está refiriendo al hecho de que nuestras reacciones emocionales a nuestras experiencias quedan almacenadas en el sistema límbico del cerebro, en específico, en la amígdala. En el caso de experiencias dolorosas o aterradoras, estas se convierten en nuestras heridas, y se irán reactivando cada vez que nos encontremos con un recordatorio del suceso original. Contra toda lógica, es como si fuéramos transportados al momento pasado en el que esta experiencia sobrepasó nuestro sistema (normalmente, durante la infancia). Sin ayuda, el niño interior herido seguirá actuando desde esta posición.

Al nombrar o etiquetar lo que estás sintiendo, activas el córtex prefrontal responsable del pensamiento lógico para que haga de mediador. También estás reconociendo y demostrando al niño interior que lo ves y entiendes su experiencia. Esta combinación de razón y amabilidad es poderosa. Una vez que le hayas dado a tu emoción un nombre, podrás preguntar: «¿Es una reacción apropiada?». La respuesta es realmente complicada. Desde la experiencia temprana del niño interior, es sin duda apropiada, incluso aunque parezca desproporcionada al suceso. Lo más importante de esto es que cuando surgen grandes sentimientos es una oportunidad para ver más de cerca la experiencia original del niño interior, a fin de poder validarla y sanarla. Entonces tus apoyos internos invitan a tu niño interior al lugar seguro, para ver si te dice la edad que tenía cuando experimentó por primera vez este dolor. Observa si nombrar los sentimientos de tu niño interior lo hace sentirse más seguro para compartir más pistas de la herida subyacente.

TOMA CONCIENCIA DE LAS RESPUESTAS DE TU SNA

Como sabemos, cuando sentimos miedo en nuestras relaciones, reaparece el trauma de la infancia. Este miedo nos conduce a la reacción original de la que hablamos en el capítulo 1, en la que el sistema nervioso crea una respuesta física tan fuerte ante lo que se percibe como una amenaza que no queda otra salida que actuar. ¿Recuerdas cómo el SNA (que es el encargado de monitorizar la seguridad de nuestras conexiones) conecta nuestros órganos físicos con nuestro cerebro? Cuando nos activamos de este modo, nuestro pensamiento lógico se apaga de manera que podamos contestar de forma más rápida. Bajamos por la escalera evolutiva desde un estado ventral seguro (en el que estamos preparados para establecer contacto) hasta un estado simpático, que nos dice que luchemos o huyamos, o un estado dorsal, que nos dice que necesitamos apagarnos por completo hasta que sea seguro reconectar. Y esto ocurre muy deprisa. Por ejemplo, si tu pareja hace ya un rato que no te contesta a un mensaje de texto, puede que de repente sientas el dolor y el miedo de que se haya olvidado de ti y que tu sistema simpático te asole. Bajo estas circunstancias, no siempre puedes recurrir a tus apoyos internos, dado que tu cuerpo está poniendo toda su energía en la protección y la supervivencia. Pero, a medida que vayas sanando, serás capaz de seguir siendo consciente del hecho de que tu SNA se activa por algo poderoso en tu mundo interior o exterior.

Con conciencia y compasión, puedes recordarte a ti mismo durante el proceso que cualquier respuesta del sistema simpático que habría sido coherente entonces es ahora una oportunidad para estar con tu niño interior, que es quien arrastra este trauma. Con el tiempo, el simple hecho de observar que «esto tiene pinta de ser una conexión antigua», cuando sientas que se empieza a activar tu sistema simpático, puede que ralentice dicha activación. Y ahí hay una oportunidad para que tus apoyos internos dialoguen con el niño interior asustado o herido. Descubrirás que, cuanto más grande es la sanación, mayor es la neurocepción de seguridad en el interior y, por tanto, más fácil regresar a un estado ventral. El siguiente ejercicio te muestra una forma de ayudar a tu SNA.

UN REFUGIO PARA TU SNA ASUSTADO

En nuestras relaciones más íntimas, cuando sucede algo que remueve nuestro sentimiento de posible abandono, puede que sintamos que nuestro cuerpo reacciona. Al trasladarnos a la herida de nuestra infancia, ya no nos sentimos a salvo, de modo que nuestro sistema simpático se activa. Cuando tu SNA se activa, lo mejor que puedes hacer es centrarte en otro sistema para recuperar el control en la agitación del momento. Este otro sistema sería el respiratorio. Respirar del modo que te indico a continuación te permite recobrar temporalmente la sensación de seguridad. Considéralo un respiro para tu SNA mientras haces el duro trabajo interno de cambiar tu escenario interno y regresar al estado ventral.

1. Observa cómo sientes tu cuerpo y nombra lo que está sucediendo (por ejemplo: «Mi respiración se está volviendo superficial, siento tensión en el pecho y tengo náuseas»).

2. Dite en voz alta: «Esta es una conexión antigua». Sé consciente de que tu radar ha detectado un peligro y tu sistema nervioso simpático se ha activado.

3. Respira de manera que tu vientre se expanda cuando se llene de aire, lo contrario a lo que normalmente estás acostumbrado a hacer. Por ejemplo, inhala contando hasta cuatro y exhala contando hasta cinco o seis. Libera la respiración por la coronilla. Observa cómo las cosas empiezan a calmarse. Respirar de este modo ayuda a que las señales que le manda el cerebro a tu cuerpo indiquen que estás bien. Siente tu respiración y llévala a tu vientre. Céntrate en el sentimiento más que en un pensamiento.

4. Si tienes que pensar y no puedes limitarte a sentir, entonces repite las palabras «inhalar» y «exhalar» mientras te vuelves a centrar en cómo tu vientre se llena y vacía con la respiración.

5. Recuérdate que la reacción que estás teniendo en este momento es una activación antigua. Dite: «Estaré bien pase lo que pase».

6. Si no puedes ir a un sitio privado y seguro, ahora puedes acudir a tu lugar seguro interior y recurrir a la ayuda de tus apoyos internos. Puede que seas capaz de dar este paso o puede que no, pero cuanto más practiques los pasos del uno al cinco, más rápido recuperarás la calma para reconectar.

7. Cuando sea posible, recurre a un amigo que te apoye y en el que sepas que puedes confiar, y pregúntale si tiene un momento para ofrecerte un espacio de empatía. Conectar con el sistema nervioso de alguien de confianza siempre incrementa la sensación de seguridad.

Antes de iniciar este ejercicio, coloca los pies bien apoyados en el suelo, visualiza la tierra que hay debajo y trae a tu mente la imagen de alguien en quien confíes. Estos simples pasos adicionales te ayudarán a calmarte por sí mismos si este ejercicio de respiración es demasiado para ti en este instante.

Cuando hayas calmado el SNA, tu percepción puede que haya cambiado lo suficiente como para vivir lo que sucede desde el momento presente, en vez de estar sobrepasado por la experiencia del pasado. Con el tiempo y con práctica empezarás a reforzar tu sistema ventral, de modo que podrás calmarte y atender la sensación que el niño interior está experimentando. Mientras tanto, por favor, sé amable contigo mismo. Los sentimientos que pueden surgir cuando nos encontramos en este estado de agitación pueden asustar, y sé por experiencia personal lo duro que es no reaccionar ante ellos. Puede que surja la ira, o tal vez quieras salir corriendo o simplemente sientas un bloqueo. Quizá incluso llegues a darle un ultimátum a tu pareja: «Si sigues así, ¡te dejo y no vuelvo jamás!». Pero estas reacciones extremas solo causarán más conflicto, tanto en tus relaciones externas como en la relación contigo mismo. Respirar profundamente con el diafragma manda un mensaje a tu cerebro de que estás bien. Con práctica, serás capaz de recuperar la calma que te permite reconectar contigo mismo y, a veces, con tu pareja. Veremos con más detalle cómo comunicarte con tu niño interior molesto en situaciones convulsas en el capítulo 8. Pero, primero, vamos a ver qué sucede cuando aprendemos a recibir y aceptar las partes de uno mismo que se disparan.

ADOPTAR A TODO TU SER Y DARLE LO QUE NECESITA

El proceso de sanación de tu niño interior herido significa mostrarle que aceptas todos sus aspectos, sin ningún condicionante. Me gusta pensar en ello como, literalmente, adoptar las facetas de ti que aprendiste a erradicar o a esconder para poder estar conectado con los que no podían aceptarte en tu totalidad. Cuando se trata de sanar la herida por abandono, que tan a menudo hace que una persona desarrolle un tipo de apego ansioso, abrazar estas facetas puede ser muy poderoso en el proceso de cultivar relaciones sanas contigo mismo y con los demás.

¿Por qué apartaste a estas facetas en un principio? Tal vez se reían de ti en la escuela por tu aspecto o por algo que dijiste, lo cual provocó que escondieras las partes de ti que «no estaban bien». Tal vez tus padres huían del conflicto, de modo que no podían abrazar tu enojo o tus celos. Estas facetas rechazadas causan heridas que enterramos muy dentro de nosotros mismos. Lo cierto es que todos tenemos cualidades etiquetadas como «positivas» y «negativas». Las positivas son las que nuestra familia valoraba, y las negativas son, o bien las partes heridas rechazadas, o bien los protectores internos que desarrollamos para protegernos del dolor de las heridas del niño interior. Si tienes una faceta «avariciosa» o «mandona», por ejemplo, lo que hace es tratar de darte algo para calmar el dolor de no tener lo que realmente necesitas. Una de mis pacientes tenía una parte muy controladora porque había tenido que lidiar con todo el caos de un hogar con padres alcohólicos. Debido a que su herida por abandono no había podido sanar, cuando trataba de ser menos controladora, sentía terror de que el caos regresara, de modo que inmediatamente recurría a su protector controlador para detener el miedo que la abrumaba.

Los protectores internos necesitan seguir disponibles hasta que las facetas heridas del niño interior han sido vistas, validadas y han recibido lo que en su momento no recibieron. Gran parte de este trabajo consiste en tan solo ofrecer testimonio y comprensión, aceptación si ha habido vergüenza, consuelo si ha habido dolor y compañía si ha habido abandono. Estas se denominan «experiencias reparadoras» o «desconfirmadoras», y literalmente modifican el sentimiento de los recuerdos implícitos de los traumas del niño interior.

Cuando el dolor se alivia, los protectores internos no necesitan aferrarse a su forma de ser para mantener a raya el dolor y el miedo.

Cuando la niña interior de mi paciente controladora compartió su terror conmigo, pudo encontrar un lugar seguro en la tranquilidad de mi consultorio y se pudo refugiar en la calma de mi sistema nervioso ventral. En este estado de tranquilidad, sesión tras sesión, fue recibiendo lo que había necesitado de pequeña: comprensión, cariño y seguridad. Y su necesidad de control también se fue relajando poco a poco, para alivio de todos.

Ejercicio:
pasos para adoptar todas tus facetas
y darles lo que necesitan

Como seres humanos que somos, todos nacemos con el potencial de querer a todas las cosas y a todas las personas de igual forma e incondicionalmente. Idealmente, también deberíamos poder confiar en que todo el mundo nos quiere a nosotros de igual forma que a los demás e incondicionalmente. Pero, por supuesto, la experiencia nos enseña que esto no es así. Ahora vamos a conectar de nuevo con tu niño interior para buscar pistas de las facetas de ti que en el pasado aprendiste que no tenían valor o que no eran dignas de ser queridas, para que los apoyos internos puedan darte el amor incondicional que mereces. Ten una libreta y un bolígrafo a mano mientras realices este ejercicio. Aunque voy a explicar todos los pasos del ejercicio seguidos aquí, los puedes hacer por partes. Nos serviremos de fotografías para anclarnos en el pasado. Puedes pasarlas a tu ritmo, o tal vez usar una sola por ejercicio. También puede ser que solo quieras usar una misma foto durante varias sesiones de este ejercicio. Déjate guiar por lo que sientas que es mejor para ti.

1. Reúne entre cinco y diez fotografías tuyas en distintas épocas de tu infancia. Tal vez tengas que ir a casa de tus padres o pedírselas a familiares. Imprímelas si es necesario.
2. Invita a tus apoyos internos a estar contigo desde el inicio. Con las fotografías en la mano, realiza diez respiraciones profundas desde el centro de tu corazón, sintiendo cómo este se expande. Alarga tu respiración, pero no hasta tal punto que

te marees. A medida que respiras, visualiza cómo el aire entra por tu boca o nariz y viaja hasta tu corazón.

3. Escoge una fotografía para mirar mientras sigues respirando profundamente hacia tu corazón. Trae a este niño o niña al centro de tu corazón.

4. Escribe todos los sentimientos que afloran ahora, en el momento presente. Algunos ejemplos pueden ser: «Esta fotografía mía y de mi hermano en un campamento de verano me hace sentir libre y feliz», o «Esta fotografía mía en un parque de atracciones me hace sentir enojo hacia mi padre».

5. Reconoce y escribe todo recuerdo, deseo o pensamiento que salgan a la luz con cada sentimiento. «Ojalá siguiera en contacto con mi hermano. ¿Por qué nos hemos distanciado?», u «Odio las montañas rusas, pero mi padre me obligaba a subirme».

6. Cierra los ojos y transpórtate al tiempo de la fotografía lo mejor que puedas. Trata de identificar tu edad e invita a los sentimientos de ese momento a entrar en tu cuerpo. Observa si hay otros asuntos que también afloran. Escribe lo que recuerdes.

7. Invita a los sentimientos profundos que tuviste de pequeño a entrar en tu mente. Escríbelos también. Por ejemplo: «A pesar de esta sonrisa, era infeliz. No quería estar ahí». ¿Hay pensamientos asociados a estos sentimientos?

8. Con la ayuda de tus apoyos internos, pregúntate: «¿Qué necesitaba en ese momento que no se me dio?». Por ejemplo, quizá deseabas recibir más atención de tus padres, o tal vez querías jugar más de lo que se te permitía.

9. Repite este proceso con cada una de las fotografías. Cuando hayas escrito los sentimientos, los pensamientos y las necesidades no cubiertas de todas ellas, reléelo todo. ¿Puedes ver qué partes de tu ser aprendiste que no eran «adecuadas»?

10. A medida que aúnas estos momentos, sentimientos y fotografías, observa si estás juzgando o rechazando aspectos de tu persona. Puede que sea un rasgo de personalidad indeseado,

alguna anécdota sobre lo feo o tonto que eras, o sentimientos subyacentes de vergüenza.

11. El paso final es abrazar estas facetas de tu niño interior con una mirada amorosa. Una mirada que no las juzgue y que las acepte tal y como son. A tus apoyos internos se les da muy bien notar qué necesidades no fueron cubiertas en estas facetas. Estas partes de nuestro ser abrazan todos los aspectos del niño interior con el confort, la seguridad o la aceptación que le faltó. Cuando se haya reparado la herida, estas partes del niño interior se sentirán más calmadas y libres del dolor y del miedo con el que han convivido desde que sufrieron el trauma. Hazles saber lo mucho que las quieres y que todo lo que han experimentado es una parte importante de su historia.

Cuando hice este ejercicio por primera vez, no fui capaz de recuperar momentos felices. Tan solo dolor y vergüenza. En la adolescencia estaba rellenita, y me di cuenta de que prefería rehuir las fotografías de esa época que mirarlas. Era evidente que no aceptaba del todo a esta adolescente regordeta. Comparada con otras chicas de mi edad, también era bajita, y fui la última en tener la regla. Mis sentimientos y pensamientos de esa época dejaban claro que tenía heridas que me habían llevado a creer que «No soy digna de merecer amor» y que «Hay algo malo en mí».

Con el tiempo, pude apartar a esta niña junto con sus sentimientos dolorosos de ser menos que inferior al resto; pero, por supuesto, siempre han estado bajo la superficie, en la base del pacto con mi niña interior que hice una y otra vez en mis relaciones dolorosas como adulta. Al conectar con esta persona de desarrollo tardío a través de una fotografía, literalmente pude ver hasta qué punto el amor propio se había vuelto condicional hasta terminar mutando en odio hacia mí misma. Entonces, fui capaz de pedirles a mis apoyos internos que le hicieran saber que sus sentimientos de vergüenza y soledad era totalmente comprensibles, y que esta chica siempre sería aceptada como una parte de mí, sin ningún tipo de condición. Con el tiempo, la vergüenza se desvaneció con la luz de la aceptación y la comprensión, y esto hizo que fuera aceptada como una parte más de mi ser.

Cuando hayas escogido aceptar de forma incondicional las partes heridas de tu niño interior y empieces a escuchar lo que tienen que decir, te resultará más fácil comunicarte con ellas. Cuando pierdas los estribos con algo o disimules tus sentimientos de desagrado en una situación dada, será más probable que puedas detenerte y pensar por qué estás reaccionando del modo en que lo haces y preguntarte: «¿Qué está sucediendo aquí realmente? ¿A qué estoy reaccionando en realidad? ¿A la situación o a una vieja herida? ¿Por qué siento vergüenza por lo que siento?», etc., y abrir un diálogo entre tu niño interior herido y tus apoyos internos.

POR AMOR A GIGI

Ahora vamos a ver cómo el hecho de validar y aceptar todos tus sentimientos, así como el de curar las viejas heridas recibiendo lo que no recibiste en su momento, puede ayudarte a ser lo suficientemente fuerte como para que puedas acudir a tus recursos internos cuando las cosas no vayan bien en tu vida amorosa. Recuerda que compartir de vez en cuando tu proceso con alguien en quien confíes es otra forma de reforzar estos recursos internos, porque vas interiorizando la experiencia de que el otro te acepte por lo que eres.

Mi paciente Stacy acudió a mí por primera vez cuando estaba realizando el duelo por su perra, Gigi, una perrita protectora de 15 años. A medida que fuimos trabajando en sus sentimientos de pérdida, vimos que había asuntos más profundos que salían a flote cuando trataba de expresar la tristeza por la pérdida a su pareja Olivia. Stacy no tenía quejas de Olivia, y sentía que tenía una relación sólida en la que ambas disfrutaban de la compañía de la otra, pero cuando Gigi murió, toparon contra un gran bache.

Lo que comenzó a suceder fue que Stacy se quiso apoyar en Olivia para procesar su pérdida. Pero cada vez que Stacy mostraba su pena, Olivia hacía algún comentario invalidante como: «No estés triste» o «Al menos pasaron 15 buenos años juntas». A veces Olivia rehuía por completo a Stacy cuando notaba que se ponía triste. Esto hizo que Stacy no se sintiera vista ni apoyada cuando experimentaba este intenso dolor, y había empezado a sentir que Olivia no se preocupaba por lo que le estaba ocurriendo, lo cual la hacía sentirse abandonada.

Por otro lado, durante nuestras sesiones, le di espacio para que pudiera sentir su pena. Procuraba hacer afirmaciones validadoras como lo habría hecho un apoyo interno, por ejemplo: «Por supuesto que duele. Perder a Gigi ha sido como perder a una mejor amiga», o «Es perfectamente normal sentir tristeza a veces, y esto es realmente triste». Pude ver que Stacy no tenía un lugar seguro (ni interno ni externo) para sentir su pena; no había tenido la suficiente validación externa en su vida temprana como para poder proporcionársela a ella misma. Nuestro tiempo juntas iba a ofrecerle la levadura que haría crecer esta capacidad en su interior. Su pareja, Olivia, no pretendía hacerle daño a propósito; de hecho, estaba tratando de hacerla sentir mejor, pero cuanto más ignorada se sentía Stacy por los comentarios invalidantes de Olivia, más irritable y enfadada estaba con su pareja.

Stacy y Olivia fueron capaces de trabajar estos temas cuando Stacy entendió también por qué a Olivia le era difícil mostrar su apoyo. No se sentía cómoda con la pena de Stacy por motivos propios, que no tenían nada que ver con el amor que sentía por Stacy. Pero lo realmente mágico fue que Stacy aprendió a conectar con sus apoyos internos, a través de su cariñosa abuela, para poder abrazar su tristeza. Su cuerpo entero recordaba estar sentada en el regazo de su abuela cuando se ponía triste por algo. Ahí podía relajarse y llorar, porque sabía que alguien la escuchaba.

La muerte de Gigi también fue un bello catalizador para que Stacy hiciera el duelo de otras pérdidas y abandonos anteriores que no había podido realizar antes porque carecía del apoyo necesario. Los sentimientos de abandono a veces se acumulan con el tiempo. Si no podemos procesarlos, el dolor se va amontonando hasta que un simple suceso rompe la estabilidad y hace brotar un océano de sentimientos antiguos, lo cual provoca que ataquemos a quien sea que hagamos responsable de nuestros sentimientos. En el caso de una relación sentimental, esto forma parte de nuestro pacto con el niño interior.

La historia de Stacy muestra cómo recuperamos la estabilidad en nuestro cuerpo y en nuestras relaciones cuando nos permitimos sentir y estar en contacto con todo el espectro de nuestras emociones.

Esto se da cuando dejamos que salgan a la superficie y que sean abordadas como les habría hecho falta la primera vez que las experimentamos, solo que quienes nos rodeaban no sabían cómo hacerlo. Por ejemplo, una madre ansiosa podría haber tenido dificultades para escuchar y calmar a un hijo triste porque ella misma estaba triste. No es culpa de nadie; pero, aun así, la herida por abandono que sufre este niño es real. Para sanar, el dolor necesita ser expresado de nuevo y ser recibido amorosamente. Si contamos con los recursos internos suficientes, puede que seamos capaces de hacerlo por nuestra cuenta. Si todavía no tenemos interiorizada esta experiencia de los demás ayudándonos, expresar lo que sentimos a alguien en quien confiemos que nos va a escuchar y a apoyar será un bálsamo para nuestra herida, y, durante el proceso, la presencia y el consuelo de la otra persona constituirá un recurso interno para el futuro. El dolor almacenado en nuestro corazón tan solo puede ser liberado al sentirlo; de lo contrario, seguirá estancado, intoxicándonos como un veneno que bloquea nuestra capacidad de dar y recibir amor. Puesto que liberar dolor por abandono de este modo y ser recibido plena y verdaderamente es fundamental para alcanzar la propia plenitud, trabajaremos más sobre este tema en el siguiente capítulo.

TE LO MERECES

Cuando empieces a experimentar que puedes dar un hogar a todos tus sentimientos y atender cariñosamente a todas las partes de tu niño interior, es probable que tengas la sensación de que esto es lo que te hace perfectamente imperfecto; es decir, un ser humano completo. Al reforzar tus recursos internos y adoptar los aspectos de tu ser que fueron rechazados, eres capaz de conocerte a ti mismo con todas tus fortalezas y todos tus desafíos. Poco a poco, esto también te ayudará a entender que mereces amor incondicional. Un regalo maravilloso que nos brinda esto es que también seremos capaces de recibir a nuestra pareja y a los demás como seres humanos completos. Esta es la verdadera base segura para relaciones duraderas.

La mayoría de los que tenemos apego ansioso luchamos contra sentimientos de baja autoestima. Esto también es resultado de haber tenido que rechazar partes de nuestro ser para poder pertenecer a nuestra familia. Cuando no recibimos la validación que necesitamos, tendemos a vivir en un mundo en el que constantemente sentimos que hay algo malo en nosotros. A medida que aprendemos a recurrir a nuestros apoyos internos para gestionar el abandono, también proveemos a las partes de nuestro ser que no se sienten merecedoras de amor y atención de la aceptación que han estado necesitando todo este tiempo. Este consuelo interno es lo que realmente anhelamos, aunque nuestra cultura consumista nos enseñe lo contrario. Esta nos ofrece un millón de formas para sentirnos mejor por fuera, pero lo cierto es que ningún logro o posesión nos proporcionará la autoestima de la que carecemos, ni un salario de seis cifras, ni muebles de diseñador ni un trasero de diez.

Otra cosa con la que debemos lidiar es el mensaje tan popular de que lo que determina tu valía es que te quiera otra persona, algo que para muchos de nosotros resuena con nuestra herida principal. Nuestro niño interior no puede evitar creer que «si esta persona me quiere, entonces merezco ser amado». Después de todo, esto es lo que esperamos desde nuestra infancia: que alguien nos quiera para poder ver reflejada en su mirada nuestra valía. En vez de arriesgarnos a descubrir que nuestra pareja no puede querernos, nos damos en exceso, ignoramos nuestras propias necesidades y escondemos nuestro enojo por miedo a que nos aparte de nuestra pareja. En otras palabras, con la abnegación nos protegemos de sentir, una vez más, que no merecemos amor. Entre lo que nuestra cultura nos enseñó y lo que experimentamos de niños, nuestros protectores internos presionan y presionan: «Debes esforzarte más, hacer más, perder más peso para demostrarle que mereces su amor». Pero lo cierto es que la verdadera autoestima procede del interior, de saber dentro de ti que no tienes nada que demostrar y que siempre mereces amor. Al hacer este trabajo, descubrimos que nunca fuimos «menos que» ni «más que» nadie; que, de hecho, somos «justo» lo que somos. Con práctica, el trabajo con tus apoyos internos que vimos en este capítulo se volverá poco a poco la norma de forma natural y ya no necesitarás tanto las voces críticas de tus protectores internos.

Sentir que ahí es hacia donde nos dirigimos puede ser inspirador en este arduo trabajo de alcanzar la propia plenitud, que seguiré guiando a lo largo de las próximas páginas. En este capítulo, aprendimos a ser valientes para asomarnos a nuestros sentimientos, e invitar a nuestro conjunto de apoyos internos a validar y adoptar todas las distintas partes de nuestro niño interior herido. Quiero que sigas conectando con todas estas partes de tu ser a medida que avances en este proceso. A lo largo del día, pídeles a tus apoyos internos que le hagan saber a tu niño interior que no estás solo y que eres suficiente tal y como eres. Si todavía no puede soportarlo, tan solo escucha lo que el niño interior quiera compartir contigo. En el siguiente capítulo, ampliaremos y profundizaremos en la transición que va desde la abnegación hacia la propia plenitud.

CAPÍTULO 6

DE LA ABNEGACIÓN A LA PROPIA PLENITUD

¿Qué sientes al encontrarte con tu conjunto de apoyos internos, que se te acercan y te preguntan cómo te sientes? ¿Qué piensas al darte cuenta de que estas partes amorosas que te apoyan siempre están ahí para ti, sin condiciones? Tal vez resulte difícil de creer, o suscite sentimientos de vulnerabilidad y falta de confianza. O quizá ya hayas empezado a sentir lo empoderador que es saber que cuentas con recursos internos a los que siempre puedes recurrir para confirmar que estás bien. Estás en el camino de saber, en lo más profundo de tu ser, que todo lo que necesitas ya está en tu interior, aquí y ahora.

Se necesita tiempo y compromiso para desenredar las experiencias que nos han llevado a tener un apego ansioso y sanar las heridas para poder tener relaciones seguras basadas en la reciprocidad mutua con la pareja. El proceso que iniciamos en el capítulo anterior es esencial para transitar desde la abnegación hasta la propia plenitud. Es decir, desde sentirse completamente dependiente de los demás para obtener amor y apoyo hasta estar en una relación con tus propios recursos internos intactos.

A lo largo de estas páginas, mencionamos en varias ocasiones lo que significa la abnegación. Ahora, vamos a realizar un repaso rápido. En las experiencias tempranas de la vida, podemos llegar a creer que pedimos demasiado si tenemos nuestras propias necesidades. Cuando en el pasado expresamos estos deseos totalmente razonables, estos fueron recibidos por las personas más cercanas a nosotros con desaprobación o rechazo, de modo que, en lo más hondo de nosotros, asumimos que nos encontraríamos con lo mismo si expresábamos nuestras necesidades a nuestra pareja. Esto se traduce en que, como adultos, hacemos todo lo posible por anteponer las necesidades de nuestra pareja e ignoramos las nuestras. Puesto que no se nos permitieron satisfacer nuestras necesidades, nuestro niño interior herido cree que no merece recibir amor, y que este debe ganarse entregándonos en exceso en nuestras relaciones. Creemos que los actos de abnegación son lo que nos hace ser «buenas personas». Después de todo, nadie quiere ser considerado egoísta. Pero recuerda que hay una gran diferencia entre ser egoísta y alcanzar la propia plenitud. En este capítulo, seguiremos trabajando para llenarnos de amor y apoyo interno ayudando a las distintas partes de nuestro niño interior a sanar. Con este trabajo, podrás entregarte a los demás desde la plenitud.

Primero, veamos con detalle qué significa ser abnegado, cómo llegamos a serlo y por qué está entrelazado con el apego ansioso.

EL ABANDONO INTERNO Y LA FANTASÍA DEL RESCATADOR

En esencia, la abnegación tiene su origen en un sentimiento profundo de abandono interno. Aun sin intención de causarnos dolor, nuestros padres probablemente carecían de los recursos internos para atendernos del modo que necesitábamos o para hacernos sentir que nuestros deseos importaban. Interiorizamos a todas las personas con quienes tenemos una relación emocional significativa, por lo que, al dejar el hogar en el que nos criamos, adoptamos a estos padres ausentes en nuestro mundo interior, donde siguen reflejando la falta de importancia de nuestras necesidades. Al cabo de poco tiempo, simplemente perdemos el rastro de nuestras necesidades o deseos, porque nos centramos en ser como teníamos que ser para que nuestros padres estuvieran conectados con nosotros.

Haremos cualquier cosa para obtener esta conexión que necesitamos. El precio que debemos pagar por pertenecer a la familia a veces es muy alto y doloroso. Por ejemplo, si mis padres no han alcanzado su propia plenitud debido a su propia crianza, lo mejor que pueden ofrecer es un amor y una atención inconsistentes. Nos adaptamos aprendiendo cuáles de nuestros actos los mantienen cerca y rechazando las partes de nuestro ser que tienen necesidades. Si una niña ve que la tristeza desconecta a su madre, esconde su pena y esta queda desatendida. Tal vez otro niño descubre que su energía y su alegría resultan intolerables para sus padres, de modo que se vuelve silencioso y deprimido. En estos casos, están ocurriendo dos cosas: nos estamos dividiendo entre partes aceptables y partes inaceptables, y estamos dedicando la mayor parte de nuestro tiempo a centrarnos en las emociones de nuestros padres, para saber cómo tenemos que ser. En poco tiempo, perdimos la pista de nuestras necesidades y estamos centrados exclusivamente en las suyas. A la vez, un pozo de vacío y duelo se está construyendo en nuestro interior, escondido. Ahora, en nuestras nuevas relaciones, nuestra lucha se centra en mantener a raya estos sentimientos intolerables, repitiendo el mismo patrón de abandonar nuestras propias necesidades.

Cuando nos convertimos en adultos, toda nuestra forma de funcionar, tanto de manera consciente como inconsciente, se basa en la expectativa de que nuestras relaciones seguirán este mismo patrón. Debido a que estas pérdidas dolorosas continúan vivas en nuestro interior y a que nunca desarrollamos la habilidad de estar en contacto con nuestras necesidades, nos aferramos a la fuente de estabilidad más cercana (normalmente, una pareja sentimental) para sentirnos seguros y a salvo. Lo que aprendimos en la infancia nos dice que debemos hacer casi cualquier cosa para conseguir que la otra persona permanezca a nuestro lado. Es difícil hallar un estado en el que una persona pueda sentirse más insegura y sin certeza alguna, especialmente porque, incluso esforzándonos tanto por atender las necesidades del otro, no sentimos que nos vean, nos escojan y se queden con nosotros, como ocurría con nuestros padres. Esta pérdida de conexión continuada genera una respuesta de estrés y activa el sistema nervioso simpático. Aunque creamos que nuestras acciones tienen como objetivo conectar, en realidad pasamos de un estado ventral a la activación del sistema simpático debido al miedo, lo cual hace que la corregulación y la conexión profunda con los demás sea extremadamente difícil. En este estado de agitación, haremos cualquier cosa para sentir alivio.

Nos adentramos en la «fantasía del rescatador». Ahora, lo que necesitamos es a un salvador sobre un caballo blanco, que nos levante del suelo y nos conduzca hacia el atardecer. Es, sin lugar a dudas, uno de los cuentos de hadas más populares en nuestra sociedad. Una de las formas más comunes que tienen los niños para escapar del abandono de un cuidador es crear una fantasía en la que serán rescatados y vistos por su propia valía. Una vez, trabajé con una chica que me contó que se imaginaba que podía cruzar el espejo de su habitación y estar con una familia que se preocupaba por ella. Desde la Cenicienta, pasando por la Bella Durmiente, hasta Blancanieves, esta fantasía es tan común que está muy profundamente enraizada en nuestra narrativa cultural.

Más recientemente, la saga *Crepúsculo* ha honrado nuestro amor por esta idea, describiendo cómo se despliega esta fantasía del rescatador en las relaciones sentimentales. Bella, la abnegada doncella en apuros, desarrolla un amor intenso por su misterioso rescatador (en este caso, un vampiro fascinante, a la par que peligroso). Incluso le llega a suplicar que la mate para que puedan estar juntos para siempre en un más allá desconocido, renunciando completamente a su existencia humana. En esta ficción, parece como si ambos miembros de la pareja hubieran caído en la adicción al amor, puesto que el vampiro, en cierto momento, llega a decirle a Bella: «Eres como mi propia marca de heroína». Para alguien con apego ansioso, la fantasía de un amor que literalmente nunca muere calma de forma temporal el dolor que causa la creencia inconsciente de que entregarse al amor siempre termina en pérdida.

Por muy poco sana que pueda sonar esta fantasía, el protector interno que nos dice esto nos da un alivio momentáneo del dolor provocado por el abandono. Cuando no nos prestan atención en nuestra familia de origen, lo cierto es que es sano que de niños o adolescentes podamos todavía imaginar la posibilidad de que haya alguien que nos pueda cuidar y valorar. La alternativa sería caer en la depresión y desesperación. Visto de esta forma, también tiene sentido que proyectemos esta creencia en lo que pensamos que significa estar en una relación sentimental, incluida la idea de que esa persona es «la» persona.

Debido a que la herida tuvo lugar en una época tan temprana, tenemos la necesidad y la expectativa internas de que este rescatador nos preste tanta atención como una madre a un recién nacido. A la vez, ya estamos esperando que nos abandone, como hicieron nuestros cuidadores cuando éramos tan vulnerables, de modo que nos metemos en cualquier relación con una ansiedad intensa. Nuestro primer protector interno fue entregarnos por completo, así que esto es lo que hacemos de nuevo ahora. Con pocos recursos internos a los que recurrir, queremos entregarnos con todo nuestro ser (en el caso de Bella Swan, con su propia vida) a cambio de recibir el amor del otro. Como empezamos a hacer en el capítulo anterior, podemos volver al hogar de nuestro interior cuando descubrimos nuestros apoyos internos y nos rodeamos de la ayuda que necesitamos para cuidar de nuestro niño interior herido hasta que él mismo es capaz de darse cuenta de lo que necesita y, además, cuenta con un sistema de cuidado interno que le ayuda a pedirlo.

Abnegación, egoísmo y plenitud

Todos podemos pasar por estados de abnegación, egoísmo y plenitud en distintas fases de nuestra vida, dependiendo de las circunstancias. Algunas personas tienen una tendencia del espectro más desarrollada, según cómo se adaptaron de pequeños. Al leer las siguientes descripciones, ¿con qué perfil te identificas más? ¿Has experimentado todos los estados en circunstancias diferentes? A medida que vayas leyendo atentamente las siguientes descripciones, observa cómo responde tu cuerpo y qué emociones experimentas, tratando de no juzgar lo que vaya surgiendo lo mejor que puedas.

Abnegación. La abnegación se origina al no haber podido desarrollar una sensación de valía (y tendemos a culparnos o a humillarnos a nosotros mismos). En este estado, nos adaptamos a unos cuidados inconsistentes, y creemos que recibir amor depende de lo que demos de nosotros. Concretamente, pensamos que debemos desatender activamente nuestras necesidades para recibir amor y atención. Esto suele ser fácil, porque ya no poseemos la capacidad de notar lo que necesitamos. Dedicamos la mayor parte de nuestro tiempo a cuidar a los demás, y todo intento de establecer o reforzar límites se desmorona. Desconocemos o tenemos demasiado miedo como para expresar nuestras necesidades, lo cual hace que constantemente nos sintamos vacíos. En el estado de abnegación, tendemos a ser más conscientes del mundo exterior que de nuestro mundo interior, que normalmente opera en modo supervivencia, lo cual nos impide descansar y estar presentes para nosotros mismos. Apartar la mirada del otro amenaza con abrir la herida por abandono, que produce un dolor intolerable. Debido al poco contacto que tenemos con nuestro interior, nos cuesta confiar en nosotros mismos, y a menudo cuestionamos nuestras decisiones. Al no habernos podido corregular con nuestros padres, ser abnegados también significa depender de los demás para regularnos. De niños, aprendimos a analizar a la otra persona para sobrevivir, impidiendo que conectáramos con nuestras necesidades y emociones más importantes.

¿Te llegan recuerdos de haberte sentido así al leer esto? Si es así, podrías escribirlos en un cuaderno. Si surgen sentimientos o sensaciones corporales junto con estos recuerdos, también puedes anotarlos. Estas observaciones pueden ser un buen punto de partida para sanar a tu niño interior.

Egoísmo. Al otro lado del espectro, podemos adaptarnos a la ausencia de cuidados creyendo que nosotros somos los únicos responsables de proporcionarnos lo que queremos y necesitamos. Bajo esta imposición de que nuestras necesidades estén cubiertas se encuentra el mismo vacío y miedo que siente la persona abnegada. Todos nuestros protectores internos se centran exclusivamente en cubrir nuestras necesidades, y puede que tengan un desorbitado concepto de nosotros mismos (culpamos o humillamos a los demás). Esto nos protege del sentimiento de falta de valía que ocultamos en nuestro interior. Nos da miedo ser vulnerables y nos cuesta mostrar una empatía auténtica, ya que creemos que lo más fácil es cerrarnos a los demás. A veces, tendemos a ser extremadamente independientes y evitamos confiar en los demás para satisfacer nuestras necesidades. Por otro lado, puede que tengamos demandas poco razonables. Por desgracia, incluso cuando estas demandas son cubiertas, no llenan el vacío, y siempre necesitamos más. Esto hace que estemos en un estado de activación constante del sistema simpático. Debido a nuestro miedo a la vulnerabilidad, nos centramos en relaciones en las que podamos sentir el poder y el control como forma de defensa. Nos cuesta corregularnos porque, si nos abrimos a otra persona, sentimos que nuestra seguridad (creada con nuestra independencia) se ve amenazada. Nuestros límites pueden ser tan rígidos que preferimos distanciarnos de los demás (a veces, también necesitamos sentirnos especiales o superiores a ellos). Solemos confiar en nosotros y nos cuesta confiar en los demás. Aprendimos a centrarnos en nosotros mismos para sobrevivir y rechazaremos las necesidades de los demás para protegernos de ser dominados o manipulados de formas que pongan al descubierto el vacío y el dolor que habitan en nuestro interior.

La mayoría de nosotros pasamos por momentos en los que solo nos centramos en nosotros mismos, o en los que conectamos con otras personas que han tenido la misma respuesta adaptativa. Puedes anotar las veces que has actuado así, y también cómo te han afectado los otros cuando se han mostrado egoístas. Es fácil criticar estas tendencias egoístas; pero, si lo piensas un poco, verás que son el miedo y el dolor los que han motivado esta focalización en uno mismo. Este también puede ser un buen punto de partida para empezar el trabajo de sanación del niño interior.

Plenitud. Si tuvimos padres que nos comunicaron nuestra plenitud y valía, o si sanamos nuestras heridas de la infancia, contamos con los apoyos internos y los recursos externos suficientes como para vernos en este estado bastante a menudo. En el estado de plenitud, somos capaces de cubrir de forma eficaz nuestras necesidades o de pedir que nos las cubran. Sentimos que valemos y que merecemos recibir amor. Estamos abiertos a aceptar todos los aspectos de nuestro ser y a responsabilizarnos de nuestros actos. Somos capaces de establecer límites sanos, tanto internos como externos, y de empatizar con los demás sin perdernos a nosotros mismos. En el estado de plenitud, podemos recurrir a nuestro conjunto de apoyos internos para llenarnos de amor y compasión, porque los recibimos de los demás y los interiorizamos. Esto significa que tenemos mucho amor para dar sin quedarnos exhaustos o vacíos. Puesto que no estamos llevando una mochila llena de dolor y miedo, nos sentimos a salvo en nuestro cuerpo. Esto nos permite estar en contacto con nuestras necesidades, sin temor a que estas no se vayan a satisfacer. Somos capaces de transitar por la intimidad, la interdependencia y la autonomía como respuesta a las condiciones internas y externas sin perder nuestra identidad. Consideramos las relaciones como algo interdependiente y una fuente de apoyo, y somos capaces de confiar en los demás.

Escribir los momentos en los que has sentido plenitud, aunque haya sido de forma muy fugaz, te ayudará a reforzar este estado en ti. Puede que notes cómo surgen sentimientos y sensaciones en tu cuerpo cuando te centres en estos momentos. A continuación, verás un esquema que muestra los tres estados y cómo se relacionan con el SNA.

Estados de abnegación y egoísmo Sistema simpático	Activa la respuesta de lucha o huida Pánico / miedo / ansiedad / preocupación Rabia / ira / frustración Impulsividad Expansión de la energía
Estado de plenitud Sistema parasimpático vagal ventral	Habilidad para permanecer conectado con uno mismo y los demás Estados de alegría Estados de descanso profundo Curiosidad / espontaneidad Empatía / compasión Sentimiento de seguridad
Egoísmo y estados de egoísmo Sistema parasimpático vagal dorsal	Resignación Vergüenza Apagarse (para conservar la energía) Depresión Indefensión adquirida (cuando repetidamente has tratado de conectar y al final te has rendido a la desesperación)

Como mencionamos, todos estos estados conviven en un gran espectro de distintos grados, y nos podemos mover por él en toda su gama de grises según la época. Sin embargo, la mayoría de nosotros mostramos una tendencia cuando nos involucramos en una relación íntima como medio para lidiar con nuestras vidas. Tanto la abnegación como el egoísmo activan el sistema nervioso simpático (huir o luchar) y nos hacen sentir miedo por nuestra supervivencia. En cambio, el estado de plenitud nos permite permanecer en el estado ventral, donde es más fácil procesar las emociones y conectar con los demás. Ser más consciente y tener compasión para aceptar todas las partes de nuestro ser, así como realizar el arduo trabajo de sanar las heridas que tengamos, es lo que hace que podamos desarrollar un estado de plenitud.

IDEALIZACIÓN Y BOMBARDEO DE AMOR

Si te identificas con un estilo de apego ansioso, es muy probable que la fantasía del rescatador te suene familiar. Tal vez sea una dinámica que se ha ido repitiendo en tu vida sin que te dieras cuenta, cuando tu subconsciente idealizaba a tu nueva pareja y la veía como una potencial salvación, aunque en realidad te dejaba todavía más perdido y solo. Esto es algo muy frecuente, y vimos cómo funcionaba en las relaciones entre personas con apego ansioso y personas con apego evitativo en capítulos anteriores.

Si somos niños que nunca experimentaron la atención amorosa de sus cuidadores, seguiremos ansiando por dentro sentir cómo nos envuelve un amor incondicional constante. A menudo, esta idealización empieza con padres u otros cuidadores que (muchas veces sin saberlo) nos abandonaron o hirieron. Cuando somos muy pequeños, nuestros cerebros en desarrollo experimentan una sensación de dicha cuando nuestra madre está disponible, y una sensación de miedo y dolor cuando sentimos que no lo está. Si nuestros padres están para nosotros durante la infancia, estos dos estados se integran en nuestro interior, lo que hace que seamos capaces de experimentar a las personas como un todo, con sus defectos y sus maravillosas fortalezas. Y, por tanto, también nos experimentamos a nosotros mismos de este modo. Cuando nuestros padres no son capaces de darnos cariño, cuidados y aceptación, el vacío que sentimos por la ausencia de alguien que esté completamente disponible nunca se llena. Queda en nosotros esa necesidad de que alguien sea así de perfecto para nosotros.

Cuando una pareja potencial se nos acerca con este tipo de atención (que algunos denominan «bombardeo de amor»), el niño interior comienza a sentir en su interior que su rescatador ha aparecido, porque ha estado deseando esto desde su infancia. Ya sea mediante cumplidos, muestras de atención, notas de amor o promesas, y ya sea bien intencionado o no, las partes de nuestro niño interior que se han protegido con la fantasía del rescatador se sentirán como si finalmente hubieran encontrado la salvación. Ahora empezaremos a idealizar a nuestro nuevo amor, y creeremos que nuestra pareja no nos puede hacer daño, y así nos predispondremos a perdonar o a ignorar sus defectos. Como la necesidad de este vínculo no deja de crecer, comenzaremos a perder de vista nuestras propias necesidades e intereses. Pronto, el niño interior hará cualquier cosa para conservar a esta persona, y cada vez seremos más abnegados.

Parte de esta tragedia es que la fase inicial de la relación a menudo implica que los miembros de la pareja se centren por completo el uno en el otro, lo cual, a medida que la relación avanza, naturalmente se relajará. Las necesidades del día a día se imponen a esta atención constante hacia la otra persona. Si las cosas van bien, desarrollamos más confianza y esto hace que se suavice la necesidad de constante confirmación. Si nuestro niño interior sigue herido por experiencias en la infancia, en muchas ocasiones es imposible realizar esta transición. En su lugar, el niño interior está cada vez más asustado y se entrega más para tratar de mantener la intensidad de la relación.

Debido a que las partes del niño interior no han recibido lo que necesitaban para desarrollar su sentido de identidad, en casos extremos este tipo de relaciones pueden conducirle al deseo de fundirse completamente con su pareja, porque el único lugar en el que se siente seguro es rodeado de la energía de la otra persona, como si fuera un bebé. Cuando estos aspectos heridos del niño interior sienten que su seguridad se ve amenazada, se disparan todas sus alarmas. Se obsesiona con mantener la cercanía con su pareja, y focalizan toda su energía y su atención en ellos, lo que puede hacer que agote sus últimas reservas de respeto a sí mismo. Para empeorar las cosas, si su pareja se ha adaptado con una tendencia evitativa, esta conducta hará que se aparte todavía más, porque necesita poner distancia para sentirse a salvo. Puede que deje de devolver las llamadas o que desaparezca del todo, por ejemplo. Si todo esto te resulta familiar, es importante que no te avergüences de estas conductas o sentimientos. Tu niño interior está tratando de mantener la cercanía, porque siente que su supervivencia está en peligro. Ser consciente de esto en el momento en que esté ocurriendo es el primer paso para aprender cómo proceder cuando sucumbas a este estado.

El cuento del salvador tiene como objetivo proteger nuestras heridas por abandono; pero, por desgracia, es justamente esta fantasía la que hace que muchas personas se aferren a relaciones llenas de dolor, e incluso abusivas. La idea de que ser abnegado es una virtud y de que las necesidades de los demás siempre deben anteponerse a las propias tan solo agrava el problema. Con el trabajo que estamos realizando, nuestro niño interior descubrirá que cuenta con recursos internos en forma de apoyos internos, y con recursos externos en las personas en las que confía. A partir de ahí, la fantasía del rescatador no parecerá tan atractiva, porque ya no hará falta.

Hambre de amor

El estado de abnegación puede aparecer de una forma exagerada bajo el concepto de lo que se conoce como «hambre de amor» o «hambre emocional». Cuando a las personas les ha faltado mucho el amor, pueden literalmente desarrollar el deseo de querer «consumir» al objeto de su deseo. Una de mis pacientes, cuando estaba realizando el duelo por su última relación, dijo que estaba experimentado el síndrome de abstinencia de lo que había sido un caso de adicción al amor. «Lo echo tanto de menos que solo quiero comérmelo», me dijo, unas palabras que puede que hayas oído antes o que las hayas dicho tú mismo.

¿Puedes imaginar lo asfixiante que puede ser estar al otro lado de una necesidad como esta para cualquier persona, especialmente si es del tipo evitativo? Pero no es más que el niño interior expresando el grado de necesidad que tiene del amor de la otra persona para llenar el vacío que siente por dentro. Al igual que el hambre física, esta sensación se puede incluso manifestar como un «dolor» físico que requiere la atención de la otra persona, y «antojos» muy reales de su contacto físico. Del mismo modo que el sentimiento de vacío puede conducir a una ingesta desmesurada, el «hambre de amor» puede conducirnos a una «comilona» de relaciones, que nunca nos llenarán por completo porque, de hecho, tan solo podemos quedar satisfechos cuando alcancemos la propia plenitud y estemos al cuidado de nuestros apoyos internos.

Nos llevó meses de trabajo interno cuidar las heridas de su niña interior del modo en que necesitaba, al haber perdido a su madre cuando tenía dos meses. A esta edad, la comida y el amor están entrelazados de tal modo que, si un niño pierde a su principal cuidador, sentirá que se está muriendo de hambre y de frío, aunque sus necesidades básicas estén cubiertas. Creamos su comunidad de apoyos internos, empezando con nosotras dos, y luego expandiéndola con un círculo más amplio de amigos en los que podía confiar, exactamente como el proceso por el que pasa un bebé desde su nacimiento hasta el primer año de edad. Poco a poco, el antojo de su ex empezó a disminuir a medida que se permitía recibir cuidados. La elección activa de comprometerse con su sanación fue, por encima de todo, lo que hizo que pudiera llenar su vacío emocional con la abundancia que siempre había deseado, y finalmente fue capaz de avanzar.

FUERA DEL PEDESTAL

Stella es una paciente que acudió a mí confundida porque siempre atraía al mismo tipo de persona, una y otra vez: con mucho éxito y con mucho poder, normalmente absorbido por sus proyectos empresariales. Además, siempre estaban casados. Stella es una mujer brillante e inteligente, y no podía entender por qué seguía atrayendo a hombres obviamente no disponibles.

Tras explorar su pasado, se hizo evidente que los hombres por los que se sentía atraída tenían rasgos similares a los de su padre, un hombre al que había idealizado como si fuera un superhombre. Tenía mucho éxito y también consideraba cualquier muestra de tristeza como una vulnerabilidad y, por lo tanto, una debilidad. También me explicó que su padre había sido un tipo duro, que había presionado a sus hijos para que se comportaran como unos «hombrecitos» cuando tenían tres años. Llegadas a este punto, realizamos una pausa para sentir cómo las heridas de su padre eran lo que no le permitía aceptar ningún tipo de dolor ni de flaqueza ni de él mismo ni de los demás, ni siquiera de su hija.

Stella empezó a mostrarse más dura por fuera para ganarse el cariño de su padre. Por dentro, enterraba sus sentimientos más vulnerables, junto con el dolor por no ser reconocida por quien era en su familia. Stella también compartió que su padre se volvió a casar cuando ella tenía 12 años, y que era muy evidente que anteponía a su nueva mujer por delante de cualquier otra cosa. Pasamos unas cuantas sesiones hablando de cómo se sentía cuando su padre escogía a otra persona en lugar de a ella y de cómo había experimentado el abandono de su padre durante muchos años. Además, también le resultaba muy difícil expresar el enojo por la conducta de su padre, puesto que su aura de invencibilidad demandaba que ella lo pusiera en un pedestal. Necesitaba a un padre, aunque eso significara abandonarse a sí misma, y él necesitaba a una hija que le ayudara a protegerse de su propia herida abandonándose a sí misma. Al ser incapaz de verlo como alguien malo, inconscientemente se culpaba a sí misma por el modo en que él la había tratado.

Para mí, estaba claro que su herida por abandono estaba siendo reactivada en sus relaciones adultas, tanto por escoger a hombres tan involucrados con su éxito que mostraban muy poco interés en sus propias emociones, y mucho menos en las de Stella, como por perseguir a hombres casados que no iban a dejar a sus esposas. Si tan solo uno de estos hombres la hubiese escogido, puede que hubiese sentido que merecía ser amada. Y también ocurría lo contrario: cada vez que no la escogían, su certeza más profunda se reforzaba: «No soy interesante, no soy suficiente y nunca seré una prioridad».

Nuestro trabajo juntas hizo que Stella contactara de nuevo con varios aspectos de su niña interior. Esta deseaba que su padre se diera cuenta de si estaba triste o molesta. Su niña interior de 12 años sentía angustia al ver cómo su padre dirigía toda su atención a su nueva mujer. En mi consultorio, gracias a mi presencia y a la de sus apoyos internos, finalmente fue capaz de expresar algo de enojo con su padre, y de validar este sentimiento como algo natural y que está bien. Al bajarlo del pedestal, lo pudo ver como lo que era: un ser humano con defectos que quería a su hija de la única forma que sabía y que, en el proceso, la decepcionaba una y otra vez. Tras un periodo de tiempo, también pudo experimentar la tristeza, al haber entendido que abrazar y aceptar todos sus sentimientos (sin importar lo dolorosos que esos fueran) era una parte fundamental para alcanzar la propia plenitud. Finalmente, al conectar con su propia experiencia emocional, recibir la atención y la validación que nunca había tenido, tanto por mi parte como por la de otras personas, y abrazar a todo su yo de este modo, atrajo a una pareja emocionalmente disponible.

Es muy habitual que nuestro niño interior idealice a quien lo abandona, como lo hizo Stella con su padre. En muchas ocasiones, esto significa que solo recordaremos los momentos buenos, porque son los únicos en los que nuestras necesidades fueron brevemente cubiertas. El dolor y el miedo quedan apartados de nuestra conciencia, de modo que podamos seguir con nuestra vida. Luego, esperamos con ansia que regresen los momentos buenos con cada relación. Cada vez que regresan en forma de una pareja potencial, puede que nos sintamos temporalmente aliviados, pero enseguida nos decepcionamos, puesto que esta persona no puede sanar nuestras heridas más profundas. Si contamos con ayuda para trabajar con nuestro niño interior y crear un conjunto de apoyos internos, seremos más fuertes y estables cuando entremos en una nueva relación.

ENTREGARSE A LA CONFIANZA

Imagina que estás de espaldas a un grupo de gente que confías que te agarrará cuando te lances, intencionadamente, hacia ellos. Debes sentirte lo bastante seguro como para dejarte caer en sus brazos. Te dejas caer y, en efecto, te agarran. Soltar la fantasía del rescatador es como hacer esto. Para los que tenemos apego ansioso, soltar el cuento que nos ha mantenido a salvo de nuestro sentimiento de abandono requiere la seguridad interna y externa de que algo que nos proporciona seguridad y conexión real nos acogerá. Esto no sucede de la nada; pero, a medida que nuestro niño interior va sanando y vamos construyendo nuestra comunidad de apoyos internos, iremos soltando. Por ahora, la intención de abandonar la fantasía del rescatador ya es suficiente. Este compromiso te pide que confíes en que abocarte al miedo a la soledad, con una ayuda adecuada y amable tanto externa como interna, es el siguiente paso hacia la sanación. Hay que ser valiente para recorrer este camino, porque la primera vez que lo hiciste eras tan vulnerable como un bebé o un niño, y esta apertura te causó un dolor que sigue dentro de ti.

Acarrear estas heridas forma parte del hecho de ser humano, así como también poseemos recursos sanos en cada célula y en cada conexión neuronal. Al trabajar con tu dolor, generas espacio para que esta parte sana emerja. Desde una perspectiva espiritual, podríamos llamar a esto «conciencia de conexión con una fuente superior». ¿Qué pasaría si fuéramos capaces de experimentar una verdad más profunda que el sentimiento de seguridad que adquirimos de pequeños? Sería posible calmar lo suficiente el miedo para sentir el amor y la ayuda que están disponibles para nosotros, aquí y ahora. Cuando somos capaces de hacer esto, nuestro corazón se abre y empieza a ver que contamos, y que siempre ha sido así, con ayuda a cada paso de nuestro camino, a través de nuestros amigos, de nuestra creatividad e ingenuidad, e incluso de la naturaleza. Todo este tiempo, el niño interior ha estado aferrándose a los demás para tratar de sentirse completo, y sus experiencias tempranas no le han dejado ver la verdad que esconde el universo: ya está conectado con todo. En la agonía del terror al abandono, esta verdad puede parecer la fantasía; pero, a medida que vamos sanando y soltando la fantasía del rescatador, nos iremos acercando a esta sensación de apoyo.

Lo exploraremos con más detalle en el capítulo 8. Por ahora, quiero que consideres el hecho de soltar como un paso más para alejarte del autoabandono y dirigirte hacia una conexión profunda, satisfactoria e inquebrantable con tu yo interior. Has llegado hasta aquí, y sé por experiencia personal lo cansado que estás de ir detrás de los demás, de preocuparte, de sacrificarte y de doblegarte tanto en relaciones que te absorben toda la energía. Vivir en un estado de abnegación se traduce en que, frecuentemente, te sientes agotado. Ni muchos días en un *spa* ni un retiro te devolverán la energía que se te escapa en tratar de encontrar y conservar el amor.

Por mucho miedo que pueda dar al principio soltar todo lo que has aprendido que significa ser querido y querer, yo soy también la prueba real de la libertad y la paz interior que te esperan al otro lado. Ver a mis pacientes realizar este proceso y experimentar lo que significa crear un hogar para sí mismos es el motivo por el que hago el trabajo que hago.

Como vimos, esto empieza por regresar a nuestro mundo interior. Parte de este trabajo es sanar las heridas de nuestro niño interior, lo que ya comenzamos a hacer en el capítulo anterior. Aquí, proseguiremos este trabajo y también nos centraremos en construir tu capacidad de sentir más quién eres realmente bajo estas heridas. Con la siguiente meditación de la plenitud, tú y yo viajaremos a las profundidades del mundo de tu niño interior. Todas sus emociones serán bienvenidas, pues tus apoyos internos te recordarán que eres un ser completo y generarán una sensación interna de calma y sostén que se irá expandiendo. Podremos experimentar emociones afectuosas, como la gratitud, la alegría, la empatía y el amor en el aquí y ahora.

Cuando sentimos emociones que levantan el ánimo como estas, el ritmo de nuestro corazón se vuelve regular, como una ola de calma y armonía. Esto se denomina «coherencia» y, con la práctica, somos capaces de generar esta relajación, pero a la vez estar conectados con nosotros mismos más a menudo. El corazón y la mente se sincronizan, lo cual nos proporciona más acceso a esa voz amorosa e intuitiva y nos ayuda a sentirnos más conectados con nuestra sabiduría innata. En este estado, nos sentiremos más seguros, y esto incrementa la cantidad de tiempo que pasamos en el estado ventral, donde podemos experimentar una sensación mayor de plenitud y conectar más fácilmente con los demás.

Esta meditación también está diseñada para ayudarte a relajarte[1] lo suficiente como para que las ondas de tu cerebro pasen de ser beta a ser alfa. Esto permite que bajes el ritmo y te calmes hasta el punto de tener más acceso a tu mente inconsciente. Aquí haces todo el trabajo de sanación con el niño interior, que poco a poco irá modificando los sentimientos y las creencias sobre tu falta de valía. Con este trabajo, también estamos haciendo lo que necesitas para pasar de un apego ansioso a uno seguro. Esto ocurre porque recibirás lo que de pequeño necesitabas y no estuvo disponible para ti. Esta era la fuente que habrías necesitado para desarrollar un sentimiento de seguridad dentro de ti.

Antes de empezar, deberíamos regresar al capítulo 2 y revisar los recuerdos, los sentimientos y las creencias que destapaste en ese momento. Puede ayudarte el hecho de determinar una intención, que simplemente significa comprometerse de forma consciente con recuperar una sensación determinada. Una que encaja con lo que estamos trabajando es «Estoy siendo sostenido». Cuando trabajamos para alcanzar la plenitud, estamos esencialmente construyendo la confianza en nuestros recursos internos y externos, y en que el universo es capaz de darnos lo que necesitamos.

Te acompañaré a lo largo de esta meditación tan reparadora. Juntos, guiaremos a tu mente en un estado en el que podrás confiar y dejarte inundar por el dolor y la sanación. Este trabajo es muy profundo, y será más efectivo cuanto más lo practiques. Cualquier nuevo estado requiere repetición para crear nuevas conexiones neuronales fuertes. Si puedes, reserva tiempo para este ejercicio todos los días para cultivar la sensación de que eres un ser completo. Gradualmente, sentirás con claridad la valía inherente que te viene por derecho de nacimiento. Incluso si ahora no lo terminas de creer, ¡tu yo del futuro ya te lo está agradeciendo!

Práctica diaria:
meditación para la plenitud

Ahora nos adentraremos en un proceso de sanación del niño interior, a la vez que reforzamos la conexión con tus apoyos internos para que tus protectores internos no tengan que estar tan en guardia. No importa lo que sientas en este momento, piensa que cada sistema neuronal de tu cuerpo tiene su propio tipo de salud inherente. Por ejemplo, tus músculos tienen la capacidad de relajarse. Al mismo tiempo, estos sistemas también se han adaptado al dolor y al miedo que has experimentado en el pasado. Tienen el recuerdo de las sensaciones de estos sucesos. En tu musculatura, estas zonas están en tensión permanente. No importa el número de masajes que te den o los ejercicios de relajación que practiques, los músculos se tensarán de nuevo porque te están pidiendo que atiendas un origen más profundo de esta tensión. Esconden aspectos del niño interior que quieren ser vistos, apoyados y reconocidos.

Aquí, tú y yo nos acercaremos amablemente a tu sabio cuerpo, porque lleva en él tanto las heridas como el camino hacia la sanación. Escucharlo es alumbrar el camino. Te guiaré para que te sintonices con tus músculos y el espacio que hay a su alrededor, tu vientre y tu corazón, accediendo a lo que nos tienen que contar e invitando a tu comunidad de apoyos internos para que proporcionen un espacio seguro y afectuoso, y así ayudarte a encontrar la abundante salud que siempre ha habitado en ti. Luego, nos centraremos en que te llenes de sentimientos de apoyo al dirigirnos suavemente al corazón y sentir el afectuoso apoyo de la tierra. Una de las maravillas de hacer esta práctica[2] es que el corazón-cerebro produce oxitocina, la hormona que liberamos cuando experimentamos confianza amorosa en otra persona. A medida que trabajemos con la energía almacenada y la liberemos, empezaremos a crear emociones que levantan el estado de ánimo. Al acceder a este tipo de emociones en el centro de tu corazón, permites que se generen estas sustancias neuroquímicas intencionadamente, y te conviertes en tu propia farmacia.

Es mejor realizar esta práctica sin prisa, de modo que puedes reservar treinta o cuarenta minutos si haces la versión grabada, y unos veinte minutos si sigues la meditación que viene más adelante. La meditación la puedes hacer por partes o toda seguida, dependiendo del tiempo que tengas o de lo que sientas ese día. Habrá indicaciones al final de cada parte para decirte cuándo puedes escoger seguir o cerrar la práctica por hoy. Estas indicaciones estarán al final de la parte de la musculatura y de la de la relajación. La relajación del vientre, al final de todo, es donde se da la expansión del corazón y donde recogeremos toda la experiencia de la meditación.

Para empezar, encuentra un lugar seguro donde nada ni nadie te pueda interrumpir. La versión grabada de esta meditación está en <beselffull.com/meditations>; puede que seguir mi voz te ayude a soltarte y te recuerde además que estamos realizando esto juntos. También eres bienvenido a compartir esta experiencia con un amigo en quien confíes o con tu terapeuta, para obtener ayuda extra.

Reúne algunos cojines y mantas para estar bien a gusto. Tumbarte en el suelo puede ayudarte a sentirte sostenido por la tierra. Para aumentar esta sensación, puedes colocar algo debajo de las rodillas para liberar la parte baja de la espalda, y tal vez un pequeño cojín debajo de la cabeza. Como en el caso de las meditaciones en posición sentada, adopta una postura con tu columna recta en la que sientas estabilidad y comodidad. Ahora, te invito a que te sueltes y te relajes. Asegúrate de que no hay cerca ninguna distracción. Todos los pasos que siguen a continuación son una sugerencia, y si no quieres pasar por alguna de las áreas que menciono, escúchate a ti mismo y ve a tu ritmo.

Al empezar, pediré a tu conciencia que preste atención a determinadas partes de tu cuerpo. Cuando intentes hacerlo, es normal y natural que tu mente divague. En la medida de lo posible, trata de no juzgar este hecho. En su lugar, lo único que tienes que hacer es invitar amablemente a tu mente a volver a centrar la atención en la respiración. Puede que oigas la voz de tus apoyos internos ayudándote con esto. Vamos allá.

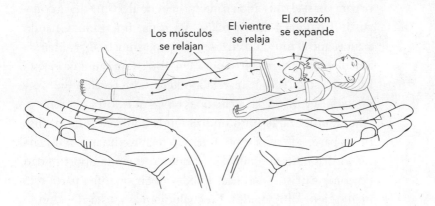

Los músculos se relajan

El vientre se relaja

El corazón se expande

1. Cuando te sientas seguro, cómodo y sin distracciones, permítete sentirte sostenido por la tierra que hay debajo de ti. Incluso si estás tumbado en la cama, puedes sentir el cuerpo terrestre sosteniendo tu cuerpo. Puedes ponerte un antifaz si quieres.

2. Relaja la respiración y empieza a sentir y a ser consciente de tu respiración entrando en tu cuerpo. Inhala hacia el vientre 360 grados, y nota cómo tu respiración accede a cada una de tus células, descendiendo por cada extremidad e inundando tu corazón. Observa si hay zonas en las que a la respiración le cuesta más llegar. Obsérvalo sin juzgar. Tu respiración te guía a lugares que están cómodos y a lugares que requieren atención. Tanto como seas capaz en este momento, llena tu cuerpo de aire y siente cómo se expande en tu mundo inte-

rior, y luego libéralo por la boca. Hazlo despacio, tomando conciencia de cualquier sentimiento que pueda surgir, mientras vas bajando el ritmo y comienzas a profundizar.

3. Sigue respirando de este modo y date permiso para estar presente con tu cuerpo tal y como esté en este momento. Observa cómo la respiración es algo que está a la vez fuera y dentro de ti, de manera que nunca careces de apoyo. Realiza un escaneo corporal para localizar zonas en las que pueda haber algún tipo de tensión. Tal vez en la espalda, la cadera o la mandíbula. En las zonas en las que notes tensión, detente para ver si el músculo en cuestión tiene algo que desea compartir. Imagina cómo se relaja esta zona en tensión. Cuando sientas que el músculo en cuestión te permite avanzar, manda amablemente tu respiración a esa zona y pregúntale si está lista para soltar lo que ha estado reteniendo. Realiza diez respiraciones y mándalas a las zonas en las que notes tensión.

4. Ahora, empezarás a profundizar en la conciencia de las distintas partes de tu cuerpo. Cuando te aproximas con un corazón dispuesto a escuchar, tu cuerpo tiene la oportunidad de compartir su sabiduría. Puedes notar que una parte está bien o tiene dificultades. En cualquier caso, está albergando algo. Recordar la intención («Estoy siendo sostenido») proporciona un espacio en el que pueda salir a la luz lo que está oculto. Normalmente, primero vendrá una sensación que puede que luego se convierta en una emoción, un recuerdo o una intuición sobre algo dulce o doloroso. Todo ello es la voz de las distintas partes de tu niño interior, contándote dónde se han sentido apoyadas y dónde se han sentido abandonadas. La mayoría de nosotros no estamos acostumbrados a escucharnos de este modo, así que sé amable contigo y acéptate, sea lo que sea lo que aparezca. Esta amabilidad es la presencia de tus apoyos internos, que te recuerdan lo mucho que te quieren y aceptan, tanto si haces bien o mal este ejercicio.

5. Céntrate en los músculos de las zonas en las que suele haber tensión: las piernas, los brazos y los hombros, la espalda, el

cuello y la mandíbula, y la zona alrededor de los ojos. Empecemos llevando la atención a las piernas. Simplemente escucha, no trates de cambiar nada. Esto es muy importante porque deja espacio para que tu cuerpo comparta su sabiduría, para que cuente lo que el niño interior ha estado guardando en tu musculatura. Notarás que hay zonas relajadas y otras que están en tensión. Puede que haya ciertas zonas de las piernas que reclamen tu atención. Cuando tu mente se centre en ellas, muéstrate abierto a lo que sea que esos músculos quieran compartir. El cuerpo se comunica a través de sensaciones, así que atenderlo significa escuchar la historia que esconde. Al prestar atención en una zona determinada, es posible que la sensación vaya cambiando. Puede que se suavice o se intensifique. Puede que te venga a la mente un recuerdo del pasado. Puede que surja cualquier tipo de sentimiento (tristeza, alegría, confusión, paz o enojo) dentro de todo el espectro emocional humano. Si eres receptivo a estos mensajes, puede que sientas gratitud, tal vez tanto por tu parte como por parte del músculo en cuestión al que estás atendiendo.

6. Cuando sientas que los músculos de las piernas han sido escuchados, céntrate en la respiración, y manda inhalaciones y exhalaciones de gratitud por la conversación que has mantenido con ellos. Estas respiraciones tampoco tienen por objetivo cambiar nada en los músculos, simplemente darles las gracias.

7. Ahora, repite este proceso con los brazos y los hombros. Céntrate, escucha, recibe lo que tienen que compartir estos músculos y ofréceles la respiración de gratitud.

8. Y luego, repite lo mismo con la espalda.

9. Después, con el cuello y la mandíbula.

10. Más tarde, con la zona de alrededor de los ojos.

11. Ahora, centra tu atención en el vientre. Puede ser de mucha ayuda colocar una o ambas manos encima de él, observando dónde se quieren colocar. En realidad, el cerebro de tu vientre se extiende hasta tu clavícula, así que, si tus manos se

quieren colocar ahí, deja que lo hagan. Tú estás aquí para escuchar, no para dirigir. Recuerda que el cuerpo se comunica a través de las sensaciones, así que atiende a la sensación que te expresa ahora tu vientre. Hay tantos imperativos culturales que nos dicen qué tamaño y forma se supone que debe tener el vientre que tal vez esta sea la primera capa que escuches. Puede que oigas: «Eres demasiado grande». Puede que te llegue: «No me gustas». Si surgen mensajes de este tipo, nota cómo les responde tu vientre. Céntrate en llenar el vientre con tus inhalaciones, y luego exhala. Realiza unas diez respiraciones.

12. Ahora, vamos a ver si es posible realizar una escucha más profunda. Puedes preguntar: «¿Qué deseas compartir conmigo hoy?». Recibe lo que se te ofrezca, que puede que sea mucho o nada. A veces, si es nada, significa que hay un sentimiento de seguridad en este momento. Si, por el contrario, notas tensión o nervios, quédate ahí y mira a ver qué tiene que desvelar. Puede que surjan recuerdos, emociones u otras sensaciones. Muéstrate tan receptivo como puedas con la ayuda de tus apoyos internos, que proporcionan seguridad y bienestar. Tal vez, incluso puedas sentir que te vas soltando como si tuvieras todo ese apoyo debajo de ti, sosteniéndote a medida que vas relajándote cada vez más en la tierra que hay debajo de ti.

13. Ahora, manda tres respiraciones a tu vientre mientras le das las gracias. Este vientre es el guardián de tu seguridad, el que digiere tu comida y el sustento para tu sistema inmunitario. Guarda recuerdos de momentos maravillosos, que te aportan esperanza y bondad en tus relaciones. También guarda recuerdos de momentos dolorosos, para que estos sean sanados. A medida que llenas el vientre con la respiración, puedes decirle: «Siempre te escucharé. Siempre te cuidaré». Realiza unas diez respiraciones.

14. Observa ahora tu respiración y llévala hasta el espacio que hay alrededor de tu corazón. Con cada inhalación, recoges aire, y con cada exhalación, lo mandas a tu corazón. Te con-

centrarás en él y mandarás entre diez y veinte respiraciones a este espacio, dándole las gracias a tu corazón por latir para ti. Tal vez oigas los latidos. Tal vez puedas visualizar tu corazón mientras diriges tu respiración a esta zona. Tu corazón es el centro de tu intuición, y también guarda el dolor de un corazón roto, así como la sabiduría y la alegría de la conexión. A medida que vas respirando, observa si tu corazón está listo para calmarse. Relaja el espacio del corazón con cada respiración.

15. Ahora ha llegado el momento de conectar con tu comunidad de apoyos internos. Conecta, una vez más, con el simbolismo de la respiración como algo que es al mismo tiempo externo e interno. Tus apoyos internos también existen, como tu respiración, tanto en tu interior como en tu mundo exterior. Piensa en alguien que te ha querido y ayudado, y céntrate en invitar a su cariño a estar a tu lado. Este apoyo interno irradia contigo, y es natural sentir cómo surge una emoción conectada con este sostén incondicional. Tal vez te venga una imagen o sientas la calidez que esta energía te proporciona.

16. Intenta ver cómo te miran tus apoyos internos. Te están observando amorosamente, ven por todo lo que has pasado y lo mucho que has luchado. Ven tu alegría y tu dolor, y lo sostienen todo contigo. Saben lo mucho que has trabajado para sobrevivir. Ahora te hacen saber que puedes tener confianza y soltar, porque los tienes a ellos y a la tierra debajo de ti, sosteniéndote. Puedes soltar con más confianza al sentir la tierra bajo los pies, sujetándote, recordándote que siempre tendrás apoyo. Empieza a sentir cómo tenemos tanto sustentos externos como internos siempre coexistiendo, y que la tierra siempre te abrazará con su amor. Tal vez notes que la idea de que nunca estás solo empieza a brillar en tu interior.

17. Inhala el sentimiento de sostén y calidez de la tierra, mientras piensas en un apoyo interno determinado. Puede incluso ser una mascota o un momento en el que recuerdas sentirte libre y respaldado. Inhala y recoge la energía y hazla circular por todo tu cuerpo junto con este sentimiento. Puedes imagi-

narte a ti mismo llenándote con esta sensación de calidez y sostén, y dejar que viaje por todo tu cuerpo en cada inhalación y exhalación. Nos quedaremos aquí durante unas diez respiraciones, mientras sientes cómo se va moviendo la sensación de sostén por todo tu cuerpo. Permítete recibir esta calidez, cuidado y cariño. Permanece así todo el tiempo que necesites, notando el espacio de tu corazón.

18. Puede ayudarte colocar una o ambas manos en el pecho, donde quieras ponerlas. Cuando sientas que están bien colocadas, percibe las sensaciones en tu corazón y en tu pecho. Puedes preguntar: «¿Qué deseas compartir conmigo en este momento?». Pueden surgir emociones, recuerdos o sensaciones. Recibe lo que se te ofrezca lo mejor que puedas, confiando en la sabiduría del corazón. Si surgen recuerdos o sentimientos dolorosos, ofrécele consuelo y seguridad a tu niño interior. Lo que te está ofreciendo es un regalo maravilloso.

19. Cuando sientas que tu corazón ha terminado de compartir lo que quería, realiza varias respiraciones en tu corazón y pregúntale si tiene algo más que compartir con el niño interior, o algún mensaje para ti. Espera un par de respiraciones para ver si hay algo. Tal vez oigas un susurro procedente de tu corazón que te guía.

20. A medida que vamos acercándonos al final de esta meditación, puedes aumentar la conciencia corporal incluyendo a todo tu cuerpo y mandando tres respiraciones profundas a los músculos, el vientre y el corazón, y dándole las gracias a este cuerpo tan valioso y sabio. Quédate en este estado de gratitud todo el tiempo que necesites.

21. Para terminar, incorpórate a una posición sentada y quítate el antifaz. Permanece con los ojos cerrados y ve regresando al lugar en el que te encuentras.

22. Abre los ojos, estírate y regresa al mundo físico observando los detalles del lugar. Terminamos nuestro viaje por hoy.

Tal vez luego quieras escribir o dibujar. No hay un formato determinado para esto. Tan solo deja que fluyan las palabras o las imágenes sobre el papel. También puede que te sientas como si estuvieras flotando y como si necesitaras algo de tranquilidad para lo que te pueda salir. Tómate el tiempo que necesites y, por favor, sé amable contigo mismo. Si tus protectores internos te instan a hacer otra cosa que no sea lo que sientes que necesitas hacer, escúchalos y hazles saber que te ha llegado el mensaje. La clave es no analizar la experiencia con mucha profundidad ni tratar de darle sentido a lo que surja. Simplemente deja que salga, y sigue practicando esta meditación con regularidad. Cada vez será distinta, sobre todo a medida que vayas accediendo a la experiencia del niño interior con la ayuda de tus apoyos internos. Al realizar esta práctica habitualmente, se liberará el dolor antiguo y se ampliará tu acceso a los apoyos internos.

Imagino que estarás empezando a sentir que el apoyo lo es todo en este camino hacia la sanación. Todos tenemos recursos internos de los que nos cuidaron en el pasado, y también lo que podríamos denominar «recursos divinos», que están en nuestra conexión con el universo amoroso. Todos estos recursos combinados son la voz de la comunidad de apoyos internos, que cada día se hace más y más fuerte. Uno o dos amigos de confianza, un terapeuta o un guía espiritual pueden escuchar sin juzgar, lo cual ayudará a construir una base segura para este trabajo.

Es a través del sentimiento de sentirse apoyado y sostenido que el niño interior deja que los recuerdos del inconsciente salgan a la superficie. Al darle lo que necesita, lo que no recibió en su momento, las viejas heridas comienzan a sanar. En cuanto a nuestro cerebro, tu amígdala cada vez recibe más ayuda de la corteza prefrontal, lo cual genera seguridad y la sensación de ser cuidado. Podríamos decir que tus apoyos internos viven tanto en tu corazón como justo en medio de este sentimiento de sostén a medida que vas sanando. Antes, tu amígdala estaba en alerta máxima, anticipando cualquier signo de abandono. Ahora, verás que tienes más espacio para pensar y calmarte cuando te actives. Lo mejor de todo es que, mientras sigues sanando de este modo, estás reprogramando las expectativas en cuanto a las relaciones del niño interior. Esto empieza con una concepción distinta de lo que puede ser una relación, reflejo de un cambio en las creencias inconscientes sobre lo que quiere decir estar en pareja. Con el tiempo, verás que tus pensamientos inconscientes sobre tu propia valía y lo que significa dar y recibir amor también han comenzado a cambiar.

Estar contigo mismo en el momento presente a través de la escucha activa de tu cuerpo y dejar espacio con compasión para que se despliegue todo tu ser es medicinal para la psique. Es así como empezarás a relacionarte con el mundo desde una conciencia interior sanadora, en lugar de dejar que las experiencias externas remuevan las heridas del niño interior y guíen tus sentimientos y tus actos.

En esencia, hacer este trabajo significa decirnos internamente que este es el mejor antídoto para el abandono que conduce a la abnegación, la codependencia y la adicción al amor. Aunque los resultados serán milagrosos, al principio parece que las cosas se desestabilizan más, pero créeme que esto es porque estás en transición. En estos momentos, tener a otras personas cerca que te apoyen (y esto me incluye a mí) es esencial. Tus apoyos internos ganan fuerza, tanto por tu mayor conocimiento interior como por la interiorización de los cuidados y la atención de los demás. Puede que hayas oído hablar de este proceso transformador como «la noche oscura del alma», algo con lo que estoy muy familiarizada.

Solía tener la imagen de este tipo de trabajo interior con una mujer chic meditando como un Buda tranquilo en la cima de una montaña nevada. Imaginaba que la gente que había encontrado su camino era gente agradable con la cabeza amuebladísima; una mezcla entre Beyoncé y Julia Roberts, con un poco de la originalidad de Ruby Rose. Cuando ves a una mujer así en los medios de comunicación, irradiando paz interior y empoderamiento, probablemente sientas que nunca serás tan estupenda ni tendrás tanta seguridad como ella. Pero esta persona eres tú. Detrás de todos los filtros, todo el mundo tiene momentos en los que siente que todo va mal, y situaciones duras y dolorosas. Para encontrar tu propio poder personal solo puedes mirar hacia tu interior de forma honesta, algo que nunca será todo luz y amor. Esta es la parte que nadie quiere compartir, y no pasa nada. El caótico e incómodo proceso de ir quitándote capas en un territorio del que no hay mapa alguno no es para consumo público.

Este trabajo personal profundo tan solo se puede sentir en el interior y compartir con personas de confianza.

Cuando empecé a observar mis propios problemas con la codependencia y la adicción al amor, pasé por un periodo de depresión. Supe que ya no podía esconderme más en mis relaciones, de modo que tuve que enfrentarme a mi miedo al abandono. Me había tirado toda la vida evitando ser yo misma y, por muy doloroso que fuera, sabía que tenía que pasar cierto tiempo con mi mundo interior y todo lo que este contenía. Sentí un peso enorme en el corazón cuando empecé a conectar con la soledad que había experimentado de niña, y dejé que mi terapeuta estuviera presente cuando conecté con esta sensación de pesadez y presión en mi corazón. A medida que fui trabajando el miedo a no merecer amor y la vergüenza por no ser lo suficientemente buena, seguí comprometiéndome una y otra vez conmigo misma. Me repetía mucho «Te quiero» durante esa época. Al principio, esto me hacía sentir terrible, como si fueran palabras vacías que sabía que no eran ciertas, pero con el tiempo fui capaz de creérmelo, y sentir que la calidez de mis palabras activaba mi sistema energético. Comencé a sentir cómo mi corazón se abría, y acabó encantándome mirar en mi interior. También dejé de centrarme en encontrar a «la persona» que me complementara, y me centré en construir relaciones con personas que estuvieran presentes, disponibles y que sumaran en mi vida. Recuerda que todo esto lleva tiempo, práctica y que no puede forzarse, así que sé amable contigo mismo. Es perfectamente normal si te atascas, simplemente no abandones tu compromiso contigo mismo. Sanar heridas internas es como correr un maratón mientras reformas toda tu casa. Es mucho trabajo, y mereces contar con otras personas para que te ayuden en cada fase del proceso.

Y créeme: llegará el día en el que finalmente te aceptes en tu totalidad. Todavía recuerdo el día en el que me di cuenta de que ya no quería ser otra persona. En ese momento, dejé de considerar que los demás tuvieran una vida perfecta, y fui capaz de ver que, simplemente, todos lo hacemos lo mejor que podemos para querer y ser queridos. Esto ocurrió cuando empecé a abrazar mi existencia como mi gran oportunidad para crecer y evolucionar, y para darme espacio para realizar este proceso, sin ningún tipo de condicionante. Aunque acompañar a los demás en este camino ha enriquecido mucho mi proceso, yo también hago mi parte al comprometerme a ser cada vez más yo misma.

Cada persona que lea este libro estará en una fase distinta de este proceso único. Y aunque es cierto que, cuanto más dolor y traumas hayas experimentado en la vida, más duro será el proceso, por favor, no te desanimes si al principio parece que no está funcionando. O, si te desanimas, tal vez puedas sentirme como una presencia reconfortante. Si estuvieras aquí en mi consultorio ahora mismo, te miraría a los ojos y te diría: «Cuentas con más apoyo del que crees, y no estás solo». Así que sigue intentándolo, sigue confiando y sigue comprometiéndote contigo mismo.

TERCERA PARTE

AMAR DESDE LA PLENITUD

CAPÍTULO 7

LA BELLEZA DE LOS LÍMITES

Una de las nuevas capacidades que descubrirás cuando hayas sanado tus heridas es que es posible establecer límites sanos que no son ni paredes inquebrantables ni puertas abiertas de par en par. Surgen del respeto mutuo entre las personas y de la creencia de que las necesidades de cada persona importan. Para la mayoría de las personas con apego ansioso, esto podría ser toda una nueva experiencia. Debido a las circunstancias de nuestra infancia, desarrollamos una gran sensibilidad hacia las necesidades de los demás, en detrimento de las nuestras. Nuestros padres no fueron capaces de ayudarnos a obtener nuestro propio sentido de la identidad, porque necesitaban que cuidáramos a su niño interior, centrándonos en ellos. No es culpa de nadie, porque nuestros padres probablemente no tuvieron lo que necesitaron tampoco, pero el resultado es este patrón en el que anteponemos las necesidades de los demás.

Poner límites no significa dejar de querer y ser querido. No tiene nada que ver con amenazas o ultimátums, ni con tener una reacción impulsiva como romper con alguien la primera vez que hace algo que te molesta. En su lugar, consiste en poner toda la carne en el asador en la sanación para alcanzar la plenitud, de modo que el miedo a perder la relación no evita que explores poner en equilibrio tus necesidades y las de la otra persona. La verdad es que, para tener un «nosotros» sano, primero debemos ser capaces de establecer un «yo» diferenciado. Además, para desarrollar este «yo» diferenciado, necesitas tener relaciones con personas cuyo «yo» sano te permita experimentar lo que es formar parte de un «nosotros» enriquecedor. ¡Corregulación en su máximo esplendor! Como has ido reuniendo a personas de confianza en tu círculo de sanación, y la relación con tus apoyos internos se está haciendo fuerte, tienes más oportunidades para descubrir cómo la flexibilidad de los límites puede hacer que las relaciones sean más seguras al cubrir las necesidades de todo el mundo.

PONER LÍMITES INTERNOS

Todos nosotros tenemos dos tipos de límites: internos y externos. No es tan solo cuestión de decidir lo que toleraremos y lo que no, y luego hacérselo saber a nuestra pareja. Estos son límites externos y residen en nuestra capacidad para saber qué nos va bien y qué no, lo cual es una de las consecuencias beneficiosas de realizar este proceso de sanación.

Entonces, ¿cómo se ponen los límites internos? Durante nuestros primeros años de vida, estamos constantemente buscando a nuestros padres y a otros cuidadores para que reflejen lo que nos está ocurriendo en nuestro interior. Si estoy enojado y mi madre me dice: «Vaya, cielo, te has enojado mucho, ¿verdad?», me sentiré visto y aceptado por cómo soy. Estoy aprendiendo que mis necesidades son legítimas y que puedo confiar en mí mismo para saber lo que necesito. Esta es una base sólida sobre la que descansan los límites internos. Sin embargo, si nuestros padres parecen molestos cuando estoy enojado y se desconectan, sentiré que hay algo malo en sentir enojo. Mi necesidad por conectar con las personas más cercanas es mucho más fuerte que mi necesidad por conocerme, y si esto ocurre una y otra vez, etiqueto este sentimiento como «malo», porque hace que se rompa la conexión con las personas más importantes para mí. También empiezo a buscar en ellos señales de que los he molestado, y luego hago lo que sea necesario para que permanezcan conectados. En vez de confiar en que sé lo que necesito, construyo un profundo patrón de autoabandono para mantener la relación, de modo que no tengo la menor idea de cómo poner límites sanos.

Para otros niños, puede que sus padres hayan sido capaces de atender la mayoría de sus emociones, aunque algunas estaban prohibidas. Por ejemplo, una madre por lo general amorosa y atenta, pero incapaz de tolerar cuando su hija se desconecta para descansar debido a su propia herida por abandono, tratará de forzar a la bebé a volver a conectarse. Lo que la niña aprende es que no debe descansar o perderá la conexión con su madre. Podrás imaginarte que esto la habrá convertido en una adulta que se siente cómoda con la mayoría de sus sentimientos, pero que posee un patrón según el cual siempre debe estar disponible en sus relaciones, incluso si está exhausta, o incluso si su pareja no tiene ningún problema con que ella tenga su espacio cuando lo necesite. Puede que sea capaz de decir: «No, no quiero una cerveza ahora», pero no: «En realidad preferiría no ir al minigolf hoy», aunque esté muy cansada. La mayoría de nosotros poseemos ciertas áreas en las que tenemos problemas con establecer límites, y otras en las que somos muy conscientes de nuestras necesidades y podemos atenderlas.

Puede ser de ayuda que repases estos últimos párrafos y sientas qué emociones tuyas sabían reflejar de forma cuidadosa cada uno de tus cuidadores principales en la infancia y cuáles molestaban. ¿Qué siente tu cuerpo cuando te validan con amor? ¿Y qué siente cuando notas que una emoción es inaceptable?

Aquí se pone también en marcha otro proceso. Con nuestros padres, necesitamos desarrollar un sentido claro de quiénes somos separados de ellos. Por ejemplo, cada vez que lloramos y alguien se da cuenta y acude a nosotros, entendemos que nuestras acciones tienen un impacto en los demás, en este caso porque acuden a ayudarnos. ¡Ajá! Si no estuvieran separados de nosotros, también estarían llorando como tú. Sin embargo, si nuestro cuidador principal está claramente experimentando su propio malestar, no solo no es capaz de responder a nuestras necesidades, sino que puede que hayamos empezado a absorber sus sentimientos y luchas internas como si fueran nuestras. Puesto que el niño de este caso no experimenta madre e hijo como individuos separados, de mayor también tendrá problemas para sentir su identidad separada de la de los demás. Esto puede ocurrir con amigos, compañeros de trabajo, amantes o con los hijos.

Además de todo esto, también estamos interiorizando a nuestros primeros cuidadores. Cuando va bien, estos seres atentos y amorosos se convierten en las primeras voces de los apoyos internos. Esto nos permite desarrollar la habilidad para separarnos físicamente de nuestros cuidadores y sentir que seguimos en contacto emocional con ellos, pues forman parte de nosotros. Pero, por supuesto, también interiorizamos a los padres que provocan ansiedad, de modo que su presencia en nuestro interior sigue causándonos miedo incluso cuando no estamos físicamente con ellos.

En resumen, cuanto más seguros nos sentimos siendo dependientes de niños, mayor será nuestra capacidad para establecer una interdependencia con límites flexibles de adultos, porque aprendimos a confiar en lo que necesitamos y sentimos, y se nos ayudó a experimentarnos como seres individuales valiosos y separados de sus padres. Por la misma regla de tres, cuanto menos hayamos sentido que podíamos confiar en nuestros cuidadores, más probable es que tengamos problemas con la separación y la conexión, pues perdemos nuestros límites internos y nos entregamos al máximo cuando tenemos miedo de perder nuestras relaciones. Una forma de tratar de mantener esta conexión profunda con el otro es acabar consumido por los sentimientos y las necesidades de nuestra pareja y su niño interno, como hicimos con nuestros padres durante la infancia.

Si no sentimos los límites en nuestro interior, no seremos capaces de poner límites claros y flexibles en el exterior. Cuando no hemos desarrollado un sentido de la identidad seguro, no podemos evitar enredarnos emocionalmente con nuestra pareja. No es tan fácil como decirle a la gente cómo son los límites sanos, porque el patrón que hemos adquirido es muy convincente y ha calado hondo. Muy a menudo, veo cómo mis pacientes lo dejan todo para atender exclusivamente las necesidades de su pareja a la más mínima señal de que le falta algo o de que no está bien emocionalmente, sin que ni siquiera se den cuenta. Otras veces, en vez de aliviar el malestar, lo que hacen es meterse en la ola emocional de su pareja. Por ejemplo, cuando la pareja de una de mis pacientes perdió su trabajo, se hundió en una depresión con él, tal y como había hecho con su madre. Sin sanar, esto genera un ciclo difícil de romper, porque el niño interior cree, en lo más hondo de su ser, que esta es la única forma de estar conectado. Cree que, si cuida de su pareja, es más probable que esta cuide de él. A un nivel incluso más profundo, también ha experimentado que sus mejores intentos a veces no atraían a sus cuidadores, de modo que siempre está listo para hacer el doble de esfuerzo y hacerlo mejor que nunca. Esto resulta agotador y mantiene un nivel constante muy elevado de ansiedad. Sin sanar las heridas, esto es preferible al aterrador sentimiento de abandono que los inundaría si dejaran de actuar así.

Por supuesto, debemos ser empáticos con nuestra pareja, pero desde la plenitud, para que sus necesidades estén en equilibrio con las nuestras. Cuando esto se da de forma recíproca en una pareja, proporciona la base para una relación que puede ayudar a ambas partes a sanar y a crecer, en una intimidad duradera y satisfactoria. Estoy aquí para decirte que, al realizar el trabajo para alcanzar la plenitud, podrás jugar con los límites de modo que puedas sentir tanto el apoyo como la libertad en tu relación, sin ansiedad.

INTERDEPENDENCIA, NO INDEPENDENCIA

Como no hemos puesto límites durante mucho tiempo, cuando hagamos el trabajo de sanación puede que nos vayamos al otro extremo. A medida que vamos adquiriendo la conciencia de que somos un ser separado, con nuestras necesidades y deseos, podemos tender a creer que ser fuerte e independiente y no necesitar a nadie es nuestro objetivo y la verdadera seguridad. Algunos aspectos de nuestra cultura refuerzan esta creencia. Aunque pueda parecer una buena forma de vida tras habernos entregado tanto y durante tanto tiempo, erigir un muro, en realidad, no deja de ser otra forma de autodefensa, más que una invitación a una intimidad sana. Puede que pensemos: «Bueno, ahora no me podrán herir porque no voy a dejar que nadie se me acerque». Actuando así, pronto nos daremos cuenta de que nos sentimos tan solos como antes. Más que un robusto muro de ladrillos, de lo que estoy hablando es más bien de una puerta que se abre y se cierra.

El objetivo no es estar tan bien solo que no necesites a nadie, sino tener una relación fluida y sana con los demás. Después de todo, estamos programados para conectar,[1] y aunque la vida en solitario puede ser muy divertida, al final las personas estamos hechas para involucrarnos en relaciones afectuosas y de cuidado recíproco. Según investigaciones fiables, evolucionamos de tal modo que tenemos la expectativa de estar conectados, e internamente sufrimos si no lo estamos, aunque no seamos del todo conscientes de ello. Entonces, ¿cómo podemos las personas con apego ansioso enamorarnos sin ahogarnos? Nadie se sorprenderá si digo que con trabajo de sanación. Lo bonito es que aquí se da una paradoja, y es que cuanta más conciencia tenemos de nuestro propio yo individual, más podemos volcarnos en relaciones amorosas sin perdernos a nosotros mismos.

Esto es algo muy distinto de la codependencia, en la que nuestros sentimientos y actos en una relación están motivados por el miedo, y no por la confianza. Si tan solo contamos con nuestra pareja como fuente de estabilidad, consuelo y amor, esta dinámica pronto se estancará y resultará insatisfactoria. En cambio, las relaciones interdependientes dejan espacio a cada miembro de la pareja para permitir que evolucione a su manera, sin que la otra persona se sienta amenazada. Esta es la clave para una intimidad duradera y profunda entre amantes. Pero requiere poseer seguridad interna, confianza y la habilidad de transitar entre los estados de separación y unión sin que nadie se sienta invadido ni abandonado. También significa tener la suficiente confianza en que, tras las desavenencias inevitables que se dan en una relación, puede haber reconciliación. Y es que, en realidad, estas reconciliaciones refuerzan la relación. Unos límites internos claros nos ayudan a conocer nuestras necesidades y a sentirnos cómodos al compartirlas con nuestra pareja y a no sentir como una amenaza el hecho de que nuestra pareja tenga unas necesidades distintas de las nuestras. Podemos negociar cómo se van a cubrir estas necesidades y realizar compromisos sin perder de vista nuestra identidad. Lo cierto es que, cuando cada uno se responsabiliza de sus propios sentimientos, acciones y contribuciones a la relación, hay suficiente solidaridad entre ambas partes como para que cada vez se puedan acercar más.

EL ENOJO ES IMPORTANTE

Al tener definidos los límites internos, podemos empezar a considerar cuáles serían los límites externos. Antes de poner los límites internos, al niño interior le cuesta poner los externos, aunque crea que sería buena idea ponerlos. Es demasiado arriesgado.

Empezaremos con un límite que la sociedad a menudo considera que está fuera de lugar, sobre todo en el caso de las mujeres: el enojo. Es importante tener en cuenta que todas nuestras emociones son mensajeras de algo importante que necesitamos decirnos a nosotros mismos y a los demás. Entonces, ¿qué ocurre si el mensajero es el enojo? El enojo nos aporta información valiosa sobre nuestro dolor, y frecuentemente indica cuándo se ha cruzado un límite o dónde debemos poner uno. Si exploras con detenimiento tu enojo, lo normal es que encuentres algo que te ha asustado o dolido. El enojo da pie a muchas otras emociones que nos ayudan a ser más conscientes de nuestras necesidades, miedos y dolor.

Todos poseemos un circuito cerebral en nuestra columna vertebral a la altura de la nuca que se activa cuando tratamos repetidamente de conectar, pero no hay nadie disponible para nosotros. Una bebé en la cuna gimoteará, luego llorará e irá escalando hasta que se le pone la cara roja de ira cuando se le deja sola sufriendo. Esta es una respuesta sana que dice: «Me estás haciendo daño. ¡¿Por qué no vienes, por qué no vienes, por qué no vienes?!». De adultos, cuando gritamos así, nuestra pareja probablemente oirá nuestro enojo, el cual le señalará a su sistema nervioso que hay peligro y activará su respuesta de lucha o huida. Pero, de nuevo, es perfectamente normal gritar así para recuperar la conexión.

Para los humanos, la pregunta fundamental y permanente es «¿Estás conmigo?», y cuando la respuesta es «No» una y otra vez, llegamos a un límite. Nos puede ayudar a entender la validez de esta respuesta si vemos que tras cada arranque de ira hay dolor y miedo. La bebé da a conocer su tristeza a través del gimoteo, su miedo al ver que nadie acude a través del llanto y su resultante desesperación porque no hay nadie con ella a través de la ira. De adultos, contamos con un lenguaje más sofisticado para expresar nuestras necesidades, pero seguimos necesitando que los demás nos vean, reconozcan estas necesidades y estén a nuestro lado. En nuestras relaciones adultas, una expresión sana de enojo puede ser darnos cuenta de que está surgiendo este sentimiento, consultar con nuestro fuero interno para ver qué dolor o miedo nos está conduciendo al enojo y comunicarle a nuestra pareja de forma calmada el enojo y de dónde surge el dolor o el miedo. Esto permite darle un lugar al sentimiento, sin hacer responsable a nuestra pareja de cómo nos sentimos.

Han pasado muchas cosas desde que éramos un bebé en la cuna. Las experiencias que nos han conducido a tener un apego ansioso se traducen en una acumulación enorme de dolor y miedo, de modo que actos insignificantes de nuestra pareja pueden desatar una reacción desorbitada de ira. Pero aún es más complicado que esto. Ya hemos visto que las personas con apego ansioso tenemos un miedo muy anclado al conflicto, y creemos que debemos hacer que nuestra pareja esté feliz y no mostrarnos en desacuerdo con nada para que nos quieran. Creemos que cualquier señal de ruptura, sobre todo si la hemos provocado nosotros, significa irrevocablemente el final de la relación. La cuestión es que las emociones no desaparecen por el simple hecho de ignorarlas. Puede que nos reboten en forma de autocrítica. Y van creciendo en nuestro interior, ganando en intensidad hasta la próxima vez que se activan, como si metieran el dedo en la llaga. Llegados a este punto, cualquier sentimiento de enojo que haya sido escondido puede volverse violento, agresivo y explosivo. En lugar de tener una conversación adulta y calmada sobre lo que nos está molestando, los sentimientos se desbordan. Podemos reaccionar con berrinches o inventarnos historias sobre cómo «nos han hecho» sentir. En vez de poner un límite, hemos encendido una tormenta de fuego. No hay culpas aquí. Puesto que no tuvimos los cuidados adecuados de pequeños, el circuito neuronal que nos ayuda a pensar por qué estamos enfadados nunca se desarrolló, de modo que, cuando los sentimientos crecen, no hay nada que detenga su erupción. El camino de la sanación en el que estamos pondrá remedio a esto, de manera que el enojo se convierta en un aliado, incluso en las relaciones más íntimas.

Aprendimos mucho sobre el enojo en nuestra infancia a raíz de cómo lo expresaban y experimentaban las personas que nos rodeaban. Las siguientes preguntas te ayudarán a entender mejor por qué gestionas el conflicto de la forma en que lo haces.

¿Cómo experimentaste el conflicto en tu hogar de la infancia? ¿Se expresaba abiertamente o se escondía?

¿Era seguro expresar enojo? ¿Qué ocurría si lo hacías?

¿Cómo manejaban tus padres y los demás la frustración?

Cuando las personas expresaban sus necesidades, ¿entre ellas estaba el enojo?

¿Cómo te relacionas con el enojo ahora? ¿Haces juicios de valor sobre esta emoción?

¿Qué mensajes te llegaron sobre el hecho de defenderte?

¿Qué pasa dentro de ti cuando expresas frustración a alguien a quien quieres?

¿Te sientes cómodo cuando surge el enojo? ¿Qué sueles hacer con él?

¿Puedes ver cómo tu relación con el enojo es el resultado de estas antiguas enseñanzas? Reconocer esto es el primer paso para cambiar tu patrón con el enojo. Cuando no lidiamos con esta emoción y la retenemos dentro de nosotros, o bien la ponemos en nuestra contra, o bien caemos en la depresión; o ambas cosas. El mensaje que estamos mandando a nuestra psique es que no es importante defender lo que necesitamos o queremos, de modo que nos apagamos y simplemente nos rendimos. Por este motivo, la parte de la respuesta de lucha o huida que enciende tu amígdala cada vez que tu niño interior herido se siente abandonado, ignorado o incomprendido debe ser reorientada e integrada. Y esto empieza por tomarnos muy en serio las heridas del niño interior en relación con sentir y expresar el enojo.

Para muchos de nosotros, era aterrador sentir enojo cuando éramos pequeños, porque expresarlo era una amenaza. Puede que nos hayan gritado o nos hayan dicho que éramos malos, y que teníamos que portarnos bien, o cosas por el estilo. Tal vez tu cuidador incluso te encerrara en tu habitación y te dejara ahí solo. Si este es el caso, ¿esto nos hacía sentir que era seguro expresar enojo? ¿Y puede ser que nuestro niño interior tema obtener el mismo tipo de respuesta si expresamos nuestro enojo a una pareja? Cuando empezamos a preguntarle a nuestro enojo lo que quiere, comenzamos a considerarlo una parte esencial de nuestra fuerza vital, y un aliado valioso para transitar por nuestras relaciones.

Construir nuestra capacidad para defendernos o expresarnos cuando sentimos enojo, y desarrollar el equilibrio interno para cuestionar con respeto a los demás y saber decir que no, se traduce en una expresión del enojo apropiada que puede convertirse en un elemento importante en nuestro sistema de límites. Esto es probable que nos lleve a un periodo de tiempo de ensayo y error, lo cual significa que tenemos permiso para probarlo y cometer errores. Pero, con el tiempo, valoraremos nuestro enojo como la potente fuerza protectora que es y veremos los límites que resultan de pasar de decir lo que la gente quiere oír a decir la pura verdad, y esto será una parte esencial en nuestro autocuidado y a la hora de convertirnos en parejas con plena igualdad en nuestras relaciones.

PONERLE LÍMITES A MAMÁ

Ahora veamos cómo mi paciente Sasha aprendió a usar su enojo sano para poner límites en sus relaciones. Cuando acudió a mí, me dijo que tenía problemas a la hora de establecer límites en todas las áreas de su vida. Cada vez que empezaba una relación con alguien, incluso en el caso de amistades, le parecía como que tenía que hacer mucho trabajo. Sobre todo, a menudo se veía a sí misma diciendo que sí cuando en realidad quería decir que no, incluso cuando sentía una especie de «ardiente animadversión» en su pecho. Había estado saliendo con gente, pero ninguna de sus relaciones había durado más que algunas semanas. No tenía la capacidad de saber lo que quería o necesitaba, de modo que acababa desapareciendo y la otra persona perdía el interés. Uno de sus novios incluso le llegó a decir: «Siempre estás de acuerdo conmigo. Nunca decides qué deberíamos hacer». Se sintió muy avergonzada, pero a pesar de la dureza de este mensaje, al menos le sirvió para poner manos a la obra y pedir ayuda.

Tras escarbar un poco, fue evidente que Sasha había crecido en un hogar en el que ella era la cuidadora. Era la mayor de cuatro hermanos y asumía muchas responsabilidades que no le tocaban. Tenía que mantener el orden en la casa, porque demasiado ruido o actividad hacían que a su madre le diera ansiedad y que su padre se enojara. Aprendió que «Merezco el amor si estoy tranquila y hago lo que los demás quieren». Cuando empezamos a trabajar en los límites, comenzamos con su madre, que todavía la llamaba todos los días. Se quejaba un rato y Sasha la escuchaba con atención, siempre dispuesta a ayudar, aunque físicamente sentía dos cosas: todo lo que su madre estaba sintiendo y su propio enojo, que rápidamente apartaba a un lado. Cuando le pregunté a Sasha: «¿Te gustan estas llamadas?», me contestó: «¡No!». La fuerza de su «no» fue la primera señal que vi de la intensidad de sus propios sentimientos.

A medida que fuimos escuchando a su niña interior, Sasha pudo ver que no tenía espacio para experimentar sus propios sentimientos. Se hizo evidente que su madre ansiosa no tenía límites con su hija, y siempre necesitaba a Sasha para regular sus emociones. Después de un tiempo, el enojo de Sasha empezó a tener más sentido para ella, aunque le provocaba ansiedad imaginarse cambiar el límite sobre las llamadas diarias con su madre. Cuando exploramos cómo sería esto, nos encontramos con que el padre de Sasha también entraba en juego. Si ella no podía calmar a su madre, entonces él se alteraría y gritaría a todo el mundo. Pedimos a sus apoyos internos que ayudaran a la niña interior a sentirse segura en ese momento con nosotras para que Sasha pudiera tantear el poner límites sin sentirse abrumada por el miedo legítimo de su niña interior. Empezamos a imaginar un diálogo con su madre. Sasha explicó: «Mi primer miedo es qué hará ella si no me tiene a mí para desahogarse. Además, ¿y si se enfada conmigo?». Nos dimos cuenta de que justo estos miedos estaban en la raíz de sus problemas en sus otras relaciones. Uno de los grandes beneficios de nuestro trabajo fue construir el circuito neuronal para que Sasha pudiera conectar con sus necesidades y deseos, incluyendo todo el espectro de emociones que estaba experimentando. Estaba dirigiéndose hacia la plenitud.

Al seguir ayudando a su niña interior con sus recuerdos aterradores, Sasha se dio cuenta de que incluso si su madre efectivamente se enfadaba, su cuerpo no se sentía tan amenazado como antes, aunque su corazón se acelerara un poco. Tras este trabajo, Sasha empezó a poner algunos límites reales con su madre, y fue capaz de devolverle a su cuerpo un estado de calma, con la ayuda de su comunidad de apoyos internos y conectando con el nuevo sentimiento de seguridad en su cuerpo.

Llevó su tiempo. Al principio, la madre de Sasha no estaba muy contenta que digamos. Pero Sasha perseveró y sintió la libertad de poder decir lo que pensaba y poner límites con su madre. Un día, al sentir la ira por las llamadas invasivas de su madre, expresó de forma intensa que no le gustaba que se desahogara constantemente con ella, y le manifestó el impacto que tenía esto en su vida. Le pidió a su madre que dejara de llamarla en su descanso para comer, y le dijo que le haría saber cuándo tendría tiempo para hablar. Esto fue un paso enorme. Cuando Sasha detuvo estas llamadas, se sintió abrumada por la ansiedad. Pero en vez de ceder y volver a llamar a su madre, permaneció en la incomodidad y permitió que esta se asentara. Esta «falta» de comunicación es otro ejemplo de límite sano, y el resultado de que Sasha construyera su equipo interno para regularse. Dos días más tarde, la madre de Sasha la llamó y le dijo que podía ver que sus quejas diarias habían estado haciendo daño a su hija, y se disculpó. Sasha no lo podía creer. En esta interacción, Sasha pudo experimentar que era seguro no caer en su tendencia ansiosa a disculparse, quitar el límite que había puesto y someterse a las necesidades de los demás.

Con el tiempo, Sasha volvió a tener citas, y me dijo que se sentía más sexy y más empoderada cuando podía decir lo que pensaba. Poco a poco, aprendió que no solo estaba bien expresar su opinión, sino que esto conduce a relaciones más equilibradas y sanas. También descubrió que pedir que se cubrieran sus necesidades no le restaba nada a su capacidad para estar por los demás. Esto la ayudó a atraer parejas que reflejaban el nuevo respeto que era capaz de sentir por sí misma.

CUANDO LA VULNERABILIDAD CONDUCE A LA INTIMIDAD

Como podemos extraer de la historia de Sasha, aunque poner un límite tiene que ver con la defensa propia, también nos hace vulnerables al rechazo. Dado que las personas ansiosas tenemos un gran miedo al abandono, es muy complicado para nosotros decir que no o dar voz a cualquier necesidad que sintamos que pueda apartar a nuestra pareja. Es aterrador pedir lo que necesitamos (especialmente, amor) cuando tenemos miedo a no obtenerlo. Pero la única forma de tener una intimidad verdadera es sentir el miedo al rechazo, pasar tiempo ayudando a nuestro niño interior con sus heridas y tener la valentía de pedir lo que necesitamos de todos modos.

Darnos permiso para decir lo que necesitamos o pensamos conlleva práctica. Con el tiempo, esto te ayudará a poner límites que cuadren con lo que eres. Por ejemplo, las personas introvertidas normalmente establecen un tipo de límites distinto al que ponen las extrovertidas. Dado que las personas introvertidas pasan mucho tiempo en su mundo interior, son capaces de pensar con qué tipo de límites estarían a gusto, pero puede que tarden un poco en hacérselos saber a su pareja. Las personas extrovertidas tienden a descubrir lo que quieren y necesitan a través de las interacciones con los demás, de modo que puede que establezcan límites al momento y que se expresen de forma directa y rápida. Que nuestros límites concuerden con el ser completo en el que nos estamos convirtiendo es un proceso continuado en el tiempo. A medida que nuestro proceso de sanación avance, nuestros límites también irán cambiando, volviéndose más definidos y adaptables a las circunstancias. Cuanto menos hay que proteger en nuestro interior, más espacio tenemos para expresar nuestros verdaderos sentimientos a los que nos importan.

En este proceso, también estaremos soltando la necesidad de controlar las emociones de nuestra pareja. Si nos permitimos sentir lo que sentimos, también se lo permitiremos a nuestra pareja. Cuando escondemos nuestro verdadero yo por miedo a cómo van a responder los demás, no solo estamos abandonándonos a nosotros mismos, sino que estamos impidiéndonos aprender el uno del otro y acercarnos todavía más. En medio de nuestro proceso de curación, podemos notar un tira y afloja entre nuestro miedo a perder a alguien y la alegría de empezar a sentir el poder de los límites bien definidos. Al estar más cerca de alcanzar la propia plenitud, comenzamos a notar la importancia de ambos tipos de límites: los que nos permiten decir «sí» a nuestras necesidades, y los que nos permiten decir «no» a las necesidades de los demás.

Si estamos en una relación en la que nuestra pareja se desconecta cada vez que mostramos desacuerdo o expresamos una necesidad, esta persona nunca tendrá la oportunidad de conocer a nuestro yo completo. En las relaciones sanas, sus integrantes pueden pedir cosas y poner límites, y están abiertos a escuchar cómo estos afectan a la otra persona. Esto puede ser una fuente de crecimiento para ambos miembros de la pareja. En cualquier caso, esto empieza sabiendo nosotros qué necesitamos, algo que surge a lo largo del proceso de sanación, y entendiendo que no debemos tener vergüenza y que no corremos peligro alguno expresándolo. Si tienes problemas con poner un límite por miedo al conflicto o al rechazo, te invito a que pases algo de tiempo con tu niño interior. Puedes trabajarlo con el siguiente ejercicio y poner en práctica establecer límites de forma sana.

APRÓPIATE DE TU LEGÍTIMO DERECHO A DECIR «NO»

Paso 1: dale al botón de pausa

Puesto que queremos que las personas sean felices, nuestra primera respuesta cuando se nos pregunta algo es decir que sí, incluso si esto significa dejar de lado nuestras necesidades, y ofrecer mucho más de lo que realmente podemos dar. Debemos tomarnos un tiempo para pensar si podemos responder de un modo que esté más en consonancia con nuestros deseos y nuestras capacidades. No importa la respuesta impulsiva que salga, si no lo tienes claro, di: «No lo sé. Ya te diré algo».

Paso 2: dialoga con tu mundo interior

Cuando nos hemos apartado de esta situación, podemos comprobar con nuestro niño interior cuál es la respuesta que más beneficios nos reporta, incluyendo entre ellos el bien de la relación. Podemos cerrar los ojos y visitar a nuestro niño interior en nuestro lugar seguro interior. Podemos preguntarle qué quiere y si le molesta algo. Podemos pedir a nuestros apoyos internos que nos ayuden a escuchar al niño interior. El primer paso es escuchar si el niño interior dice «sí» o «no» basándose en sus necesidades y deseos, y no en cómo responderá la otra persona. ¿Estaría contento el niño interior si hiciera esto? ¿Siente que puede dar lo que le piden sin abandonarse a sí mismo? Cuando se preocupe por la reacción de la otra persona, le podemos hacer saber que ya abordaremos esta cuestión cuando hayamos decidido.

Paso 3: ¿es un «sí» o un «no»?

Cuando preguntemos este tipo de cosas a nuestro niño interior, normalmente notaremos un «sí» o un «no» de forma natural en nuestro cuerpo. Podemos observar cómo reaccionan nuestro vientre, músculos y corazón con cada una de estas respuestas. ¿Con cuál se relajan tu vientre y tus músculos y se expande tu corazón? A veces, la respuesta es clara, y otras veces, no. Tómate todo el tiempo que necesites, puesto que este tipo de escucha es nueva para ti. Ahora estás entrando en un lugar en el que puedes escuchar la sabiduría de tu cuerpo. Cuanto más lo practiques, más energía tendrás para dar con tus respuestas.

Paso 4: pasar de sentir el «no» a actuar con el «no»

Si la respuesta es «sí», es fácil lo que viene a continuación. Pero cuando sale «no», podemos tener sentimientos encontrados a la hora de actuar. Ya no es algo hipotético, sino algo que realmente haremos. Podemos regresar a la compañía del niño interior y de los apoyos internos para visualizar cómo sería dar este «no». Puedes hacerle saber que es natural estar preocupado por la reacción de las demás personas, o sentir culpa al tener que decir que no, y luego explorar qué hay detrás de estos sentimientos. Tal vez el niño interior tiene miedo a ser abandonado, o tal vez sus protectores internos le empujan a hacer algo por «quedar bien». Escucha todo lo que el niño interior tenga que decir.

Paso 5: poner nuestro límite de forma clara

Cuando tengamos claro lo que queremos expresar y la respuesta emocional a la petición en nuestro cuerpo sea tranquila, estaremos listos para regresar a la situación y comunicar nuestro límite de forma adulta y con calma. Tal vez sea un «no», o tal vez sea un «sí» con algunas condiciones o límites. Debido al trabajo interno que estamos realizando, sentiremos menos la urgencia de explicarnos o disculparnos por nuestra respuesta. Al respetarnos a nosotros mismos y nuestras necesidades y límites, promoveremos que la otra persona respete el límite que estamos poniendo. Esto también incrementará la sensación de seguridad e intimidad entre los dos.

CUANDO UN MURO SE CONVIERTE EN UNA PUERTA

¿Puede ser que poner un límite signifique cerrar la puerta a una relación y tirar la llave? Sí, a veces las necesidades de dos personas son tan incompatibles que una relación íntima no es posible. Hablaremos más de ello en la siguiente sección. Con frecuencia, una postura firme tiene cierto margen de flexibilidad. Por ejemplo, si tu pareja no puede dejar de comportarse de un modo que te molesta, la reacción de una persona en su plenitud (y otro tipo de límite) podría ser aceptar a esta persona tal y como es, y decidir cómo darte a ti mismo lo que necesitas para seguir adelante. El resultado de esto podría ser muy distinto dependiendo de las circunstancias individuales.

Por ejemplo, si tu pareja siente la necesidad de trabajar un día en fin de semana tras acordar que los fines de semana no trabajarían, lo primero que podrías hacer es explorar esta decepción. ¿Está activando al niño interior y recordándole situaciones anteriores en las que se rompieron promesas? Si es el caso, ¿es posible pasar algo de tiempo con el niño interior antes de tomar una decisión que altere el estado de la relación? ¿Notas cómo los sentimientos se suavizan y empiezan a surgir soluciones diferentes cuando el niño interior se siente escuchado y atendido? ¿Te puedes permitir ceder un poco? Cuando piensas de este modo, normalmente es señal de que tu parte adulta vuelve a estar al mando. Ahora habrá llegado el momento de hablar con tu pareja para ver si se le ocurre algo sobre cómo solucionar este *impasse*. Si parece que trabajar el fin de semana será la norma, puedes decidir hacer algo creativo durante este tiempo. Una de mis pacientes decidió estudiar un máster en escritura creativa cuando su pareja estaba inmersa en su trabajo. Al final, todo depende de la calidad de la relación. Mi paciente sentía que esta relación le aportaba más satisfacción y atención que ninguna otra que hubiera tenido, y su parte adulta decidió que, teniendo todos los aspectos en cuenta, le beneficiaba quedarse en ella. Ninguna relación es perfecta. Algunas decisiones y conductas hacen que nos adaptemos, mientras que, con otras, ponemos un límite firme.

Como con todo, los límites que ponemos desde la plenitud tienen toda una gama de grises. Hay pequeñas acciones que podemos realizar a diario para ver lo que necesitamos, sin tener que hacer una pregunta concreta, tan solo asegurándonos de que somos conscientes de nuestras necesidades y preferencias. Podemos defendernos, ser vulnerables y pedir que se cubran nuestras necesidades. Podemos retirarnos de una situación hasta que estemos en el lugar adecuado para responder «sí» o «no». A veces, necesitamos enojarnos con respeto para dejar las cosas claras. Y hay ocasiones en las que directamente cerraremos la puerta a nuestra pareja. Al extremo de esta gama de grises están los muros que pueden convertir una relación en una prisión. Estos también tienen como origen el miedo, no al abandono, sino a la invasión o al enredo. Es menos probable que personas con apego ansioso levanten estas barreras, pero seguramente las sienten en su pareja evitativa. Nuestro objetivo es alcanzar la plenitud para poder ser sensibles y fuertes al mismo tiempo, lo cual nos da espacio para tener un margen de flexibilidad en nuestros límites. Deja que te muestre cómo funciona esto.

Imagina que tu cuerpo, tu mente, tu corazón y tu alma son tu casa. Cuando tienes tu casa en buenas condiciones, te sientes a salvo dentro de ella, y te motiva hacer de ella un lugar en el que quieras pasar tiempo. Ahora, imagina que tu energía es la valla alrededor de tu propiedad. Tiene un acceso, de modo que puedes decidir quién entra. Cuando conoces a alguien nuevo, puede que no lo invites a tu casa. Seguramente preferirás conocer primero bien a esta persona. En cuanto empieces a tener algo de confianza con ella, tal vez la invites a cenar. Finalmente, puede que incluso se quede a dormir. Pero todo esto ha sucedido con el paso del tiempo, cuando has podido experimentar y habituarte a alguien a nivel físico, emocional y espiritual. A la vez, la confianza también te permite sentirte cómodo cuando esta persona se va o viene.

Esta analogía representa las fluctuaciones naturales de una relación interdependiente que se desarrolla cuando invitamos a alguien a compartir nuestra intimidad. A lo mejor sientes la importancia de tener la suficiente distancia como para retirarte y tener tu propio espacio. De no poner ningún límite, esta persona se habría quedado a pasar la noche el día que se conocieron y se habría mudado al día siguiente, llenando tu sala de trastes, y tu casa, de ruido y caos.

Este segundo escenario no es infrecuente en personas con apego ansioso, cuyas experiencias tempranas en la vida socavaron, de forma explícita, su capacidad para determinar dónde terminaba su espacio personal. Cuando esto se combina con el miedo a no merecer amor, puede que dejen entrar a cualquiera, porque tal vez no se les vuelva a presentar esta oportunidad. La presencia de otro cuerpo en su casa las ayuda a sentirse menos solas. A veces, ocurre lo contrario, y tienen demasiado miedo como para dejar entrar a alguien en un principio. Pero, una vez que dejan entrar a la otra persona y establecen un vínculo con ella, raramente la invitarán a irse de su casa, ni aunque lo necesitaran. Ambas alternativas se saltan la evolución natural hacia una intimidad verdadera. También muestran que su niño interior tiene tanto miedo al abandono que es muy difícil gestionar la transición entre la conexión y la separación, que son una parte natural e importante en cualquier relación.

En casos de apego ansioso, sienta muy bien que alguien entre en tu casa; no quieres que se vaya nunca. En lo más hondo de ti, tienes miedo de que se vaya y no regrese. Ahora estás dispuesto a adaptarte en lo necesario para que esta persona se quede, reemplazando toda la comida del refrigerador con las cosas que le gusten de comer, limpiando lo que ensucia e incluso redecorando la casa. Cuando esto no funciona, y la otra persona decide irse de todos modos (aunque solo sea para ir a comprar a la tienda de al lado), puede que recojas tus cosas y abandones tu propia casa para irte con ella. Si tus heridas de la infancia son lo suficientemente profundas, puede que ni te des cuenta de que no tienes casa hasta que la otra persona, tal vez al notar tu desesperación, se vaya.

Una de las lecciones más valiosas aquí es que, cuanto mejor mantengamos nuestros límites, más seremos capaces de respetar la necesidad de espacio de los demás. Del mismo modo que alguien a quien acabamos de conocer se asusta si lo invitamos a casa y no dejamos que se vaya, nos sentiríamos igual de mal si apareciera con una maleta y anunciara que se muda con nosotros. Esto es lo que hacen las personas con apego ansioso cuando deciden que su nueva pareja es la definitiva y hacen lo que sea para mantenerla a su lado. Todo el mundo necesita espacio, y cuando entiendes esto por ti mismo, la necesidad de tu pareja de separarse de vez en cuando no se siente como un abandono, sino más bien como un respiro saludable para restablecer su sentido de identidad.

Si la analogía de la casa te sirve, puedes regresar a ella a medida que escuchas las sensaciones corporales que forman parte de tu sistema de límites. ¿Qué sientes cuando invaden tu casa? ¿Te parece seguro dejar entrar a alguien? ¿Y qué haces cuando necesitas un poco de tiempo a solas para recoger, descansar y desconectarte? Tal vez incluso puedas crear un lugar seguro interior en esta casa para dialogar con tu niño interior y tus apoyos internos, considerando estas conversaciones como parte de tu mantenimiento regular, que hará que tu mundo interior sea un refugio para tu día a día. Con el tiempo, proteger este espacio decidiendo qué y quién permites que entren será algo que hagas de forma automática.

CONOCE TUS INNEGOCIABLES

Mientras que tener límites flexibles es una parte esencial para desarrollar una sensación de estabilidad en tu relación, es igual de importante conocer los aspectos innegociables de la pareja. Estos son conductas que consideramos esenciales (como un hábito de consumo responsable) o cosas imperdonables (como ser infiel o fumar), aunque también pueden ser la orientación religiosa o política, dedicarse a varias causas, etc. Es importante identificar estos elementos por nosotros mismos. Podemos empezar con aspectos tajantes como la violencia física y otro tipo de violaciones hacia una persona; pero, a partir de ahí, la cosa se vuelve estrictamente personal.

Hacer listas puede servir para identificar los asuntos con los que no es posible ningún tipo de transigencia con otra persona sin que signifique que te abandonas a ti mismo, aquellos en los que te es posible ceder en cierta medida y los que no suponen ningún peligro. En un trozo de papel, haz tres columnas: «Ni hablar», «Tal vez» y «¡Sí!». Luego plantéate esto con todos los temas que te vengan a la cabeza: «Si mi pareja [escribe una actividad, una preferencia o una conducta], no podría estar con ella / lo podría tolerar / no me importaría en absoluto».

Una amiga mía hizo este ejercicio conmigo y sus innegociables salieron a la luz muy rápidamente nada más plantearse esta cuestión: que no fume, que no sea infiel ni racista, que no tenga hijos ni matrimonios previos, que tenga una vida espiritual, que no beba a diario y que quiera hijos. Durante el proceso, ¡también descubrió cosas que le gustaban! Tener distintos intereses espirituales o musicales, el gusto por viajar, etc. La ayudó a estar en contacto con la persona aventurera y curiosa que había en ella. También descubrió algunas cosas en las que le sería posible ceder, como dónde vivir y cuántos hijos tener. En estos aspectos, aunque tenía sus preferencias, era más flexible.

Trabajar con el niño interior nos ayuda a entrar en contacto con lo que realmente nos importa. Desconectados de nuestro verdadero yo, localizar los innegociables es una tarea ardua, de modo que podemos involucrarnos en relaciones demasiado dolorosas. También es cierto que los integrantes de una pareja dan lo mejor de sí mismos cuando inician la relación, y a medida que esta avanza se van revelando facetas que no sabían que existían. Una vez que las hayamos descubierto y sepamos cuáles son nuestros innegociables, el mejor límite a veces será romper la relación. Mi paciente Rebecca es un gran ejemplo de ello.

Mantente firme con lo que más importa

Rebecca había estado saliendo con Mike durante cuatro años. Cuando empezó a describirme su relación, me dijo que al principio se había mostrado atento, pero ahora estaba ocupado la mayor parte del tiempo, y salía de copas con sus amigos los sábados después de jugar tenis. Como consecuencia, tan solo tenía el domingo para estar con él, día que se pasaría tratando de llamar su atención a la vez que cuidando su resaca. Rebecca había estado en varias relaciones abusivas y enfatizó que Mike no era abusivo ni controlador, pero que tampoco mostraba signos de querer avanzar en la relación. Sentía como que era la última en su lista de quehaceres, y sus actos parecían corroborarlo.

Mientras tanto, Rebecca deseaba con ansias empezar una familia y tener una vida con alguien que quisiera compartir esta experiencia. Habían hablado antes del tema durante su relación, y Mike había dicho que también era lo que él quería. Se fueron a vivir juntos en el departamento del que era propietaria Rebecca y donde asumía todas las tareas domésticas. Comenzó a acumular resentimiento, pero no hasta el punto de plantearse la separación, hasta que un día él dijo: «Creo que no voy a querer tener hijos. Si ambos trabajamos duro y nos quedamos en este departamento, podríamos tener una jubilación temprana y vivir». No solo le empezó a hervir la sangre, sino que también sintió que sus sueños se habían hecho pedazos. Sabía que tenía que hacer algo.

Al estar más en contacto con su niña interior y sus fuertes apoyos internos, entre los cuales estaba su compasiva abuela, Rebecca pudo ver que Mike se había estado mostrando como el Mike real desde hace tiempo. Puede que le hubiera dicho que quería lo mismo que ella, pero sus actos no eran coherentes con sus palabras. Por su parte, Rebecca había estado ignorando todas las señales y había permanecido aferrada a la posibilidad de lo que podría pasar debido al miedo que sentía por verse sola de nuevo y tener que empezar de cero. A medida que fuimos profundizando en nuestro trabajo de sanación, le fue posible ir tomando conciencia de lo dolida e incomprendida que se sentía, y decidió que había llegado el momento de poner sus necesidades como prioridad.

Aunque sabía que podía perder a Mike, Rebecca finalmente reunió el coraje para decirle lo que necesitaba. Con tan solo imaginárselo, le entraba ansiedad. Pero recurrió a su equipo interno para realizar este valiente movimiento. Le recordó a su niña interior que merecía tener una pareja que quisiera lo mismo que ella. Finalmente, tuvo el valor de decirle a Mike que, si realmente no quería una familia, era mejor romper.

Él se mostró firme con no querer hijos, y Rebecca lo dejó al poco tiempo. Además de buscar ayuda en sus amigos, me dijo que había sido capaz de tolerar la soledad que sentía por las noches con la ayuda de sus apoyos internos y de su perrito. Saber que su perro estaba a su lado la ayudaba a sentirse menos sola, y tenía sus apoyos internos para calmar a su niña interior asustada, a la que le recordaban que su relación con Mike nunca le habría aportado lo que necesitaba. Como tuvo la ayuda adecuada, fue capaz de transitar por este periodo de separación de un modo sanador para ella.

La historia de Rebecca es un ejemplo perfecto de poner un límite difícil desde la propia plenitud. También muestra cómo el final de una relación no significa estar solo. Rebecca sabía que lo que necesitaba era la ayuda de sus amigos de confianza, de su terapeuta y de su perro para pasar por esta transición de ruptura, y no medicarse por sentir soledad, sino recordarse a sí misma que merecía vínculos seguros y sanos. Los amigos de cuatro patas son maravillosos para esto, porque ofrecen un amor incondicional, algo que experimenté en carne propia cuando estaba en camino de alcanzar la plenitud tras mi divorcio. Mi perrito Tito (que en paz descanse) siempre estaba ahí para mí, sin condiciones, lo que se convirtió en un recordatorio externo de cómo se siente el apego seguro. Me estaba preparando para una relación segura con otro ser humano en el futuro.

EL LÍMITE DEFINITIVO: APRENDER A SOLTAR

Otra lección fundamental que Rebecca aprendió de su relación con Mike fue la posibilidad de soltar. Cuando tenemos en cuenta que la conexión es un imperativo vital, soltar será un desafío para la mayoría de nosotros, aunque para las personas con apego ansioso lo será el doble, porque se activarán nuestras heridas de la infancia. En el caso de Rebecca, se aferró a la fantasía de quien ella quería que fuera Mike durante cuatro años. Pero permanecer en una relación por miedo a estar solos o porque estamos convencidos de que es lo mejor que vamos a encontrar nos impide obtener el amor y la relación que realmente necesitamos y merecemos.

A veces, incitar a una ruptura, como hizo Rebecca, es solo el primer paso para soltar de verdad. Si una parte de nosotros se aferra a la fantasía de la relación, o mantiene vivo el fuego manteniéndose en contacto con la otra persona, porque es demasiado doloroso cerrar la puerta por completo, esta persona permanecerá en nuestro campo energético, impidiendo que avancemos. Esto también nos hace vulnerables a lo que se denomina *hoovering* (literalmente, «pasar la aspiradora»), un término moderno que se usa cuando un ex trata de regresar a tu vida, como si nos absorbiera en busca de conexión. La única forma de evitar esto es soltar los viejos vínculos de una vez por todas, lo cual implica realizar el duelo por el sueño roto y establecer límites en lugar de seguir en contacto.

No es solo nuestro niño interior el que siente el dolor de soltar, sino también nuestra parte adulta, que se involucró con todo su corazón en esta relación. Junto con las lágrimas, la negación, la negociación y el enojo también forman parte del duelo. Tener a alguien (o a varias personas) que nos ayude mientras estamos pasando por estas emociones nos dará la seguridad para hacerlo bien. De este modo, podremos limpiar todas las partes de nuestro ser (cuerpo, mente, corazón y alma) y pasar el duelo. En vez de bloquear nuestras emociones aferrándonos a lo poco que queda de la relación, es más sanador entrar en este duelo y trabajar en él, para que nos proporcione la libertad para seguir amando con un corazón grande y abierto.

A menudo, realizar el duelo de una relación conlleva tiempo y tiene distintas capas. Las personas ansiosas tendemos a soltar más despacio mientras vamos transitando por el proceso de duelo, porque establecemos vínculos muy profundos y regresar a nuestro ser puede ser una experiencia abrumadora. Es especialmente importante para nosotros confiar en la ayuda externa positiva para realizar este proceso. En realidad, es sano y normal pedir ayuda. Al confiar en amigos y familiares que se limitarán a escuchar, podemos ir quitando las capas del duelo mientras llenamos los vacíos con personas que nos ofrecen amor y apoyo. La autora y psicoterapeuta Sue Johnson[2] señala en su libro *Abrázame fuerte* que «sufrir es inevitable; sufrir solo es intolerable».

Con frecuencia, oigo a la gente decir: «La relación no iba bien, pero todavía lo extraño tanto». Con independencia de la calidad de la relación, una pérdida sigue siendo una pérdida. Esta es probablemente una experiencia que le resulta familiar al niño interior, y es normal que quiera regodearse en los buenos momentos. El apoyo externo, junto con los apoyos internos, puede ayudarnos a recordar que estos sentimientos de pérdida son reales y que también pasarán. Cuando hacemos el duelo por una pérdida reciente, salen a la superficie experiencias previas de abandono y soledad. Si entendemos esto, podemos mostrar compasión hacia nosotros mismos durante el proceso de soltar. Esto puede proporcionarnos una sanación más profunda y prepararnos para una relación más sana en el futuro.

Al otro lado del camino, recorrido con apoyo, seremos más capaces de abrirnos a la conexión y al mismo tiempo sentirnos bien estando separados. Sabremos con más claridad lo que necesitamos, y que está bien pedirlo. Estaremos menos tentados a querer controlar a los demás y podremos adaptar nuestras conductas para cuidarnos mejor. Sobre todo, respetaremos nuestros innegociables en las relaciones y estaremos dispuestos a soltarlas cuando se cruce una línea roja.

Al fin y al cabo, esta es la única manera de tener espacio para nuestro crecimiento y para profundizar en nuestros vínculos con personas que ofrezcan relaciones sanas y enriquecedoras. ¿Todavía te sigues preguntando si esto es posible para ti? Como estás a punto de descubrir, todo el trabajo que estamos haciendo juntos te está preparando para generar la seguridad y la estabilidad que deseas en tus relaciones. En el próximo capítulo, exploraremos una nueva forma de querer y ser querido, que se centra en lo que podemos aportar a una relación más que en buscar a alguien que nos complete.

CAPÍTULO 8

UNA NUEVA FORMA DE AMAR Y SER AMADOS

No existe una relación perfecta porque no existe un ser humano perfecto. Todos tenemos nuestras heridas y nuestras formas únicas de expresarlas y de compensar por ellas, y en nuestras relaciones con otras personas a menudo es donde se activan estas heridas. El trabajo que estamos haciendo en este libro (el de alcanzar la propia plenitud) es esencialmente un proceso en el que sanamos las heridas de la infancia desarrollando una fuerte relación con nuestros apoyos internos, esas voces que guardamos en nuestro interior y que representan a los que nos han querido y ayudado a lo largo de nuestra vida. Esto es a lo que nos referimos cuando hablamos de «autocuidado». Estas relaciones internas trabajan para curar nuestras heridas y reprogramar nuestros circuitos neuronales para ganar seguridad. La relación que hemos establecido entre tú y yo en este viaje, a lo largo de estas páginas, forma parte del proceso. Quiero que sepas que esta compañía siempre estará contigo.

Ahora, vamos a detenernos un momento a pensar en lo maravilloso que es que nuestro cerebro pueda ser reprogramado para sentirnos más tranquilos y seguros en nuestras relaciones, independientemente de la edad que tengamos o de lo profundas que sean nuestras heridas. En este proceso, aliviamos a nuestro SNA, de modo que es más fácil tranquilizarnos cuando surge la ansiedad. Nuestras reacciones también se vuelven más lentas, así que podemos experimentar sentimientos intensos sin atacar o esperar que los demás les pongan arreglo. Somos más capaces de conectar con nuestras necesidades y deseos, y emprendemos las relaciones con la intención de encontrar un equilibrio entre nuestras necesidades y las de nuestra pareja. Nuestra capacidad de empatía está aumentando, y nuestra pareja también se puede sentir vista y comprendida. Debido a todo esto, nuestros vínculos íntimos se están convirtiendo en un lugar donde sanar y crecer juntos, en vez de, simplemente, un modo de calmar nuestra constante ansiedad. Es un trabajo continuado en el tiempo. En las relaciones actuales y en las del futuro, practicaremos esta otra manera de relacionarnos. Aunque no puedo prometerte que obtengas el final feliz de cuento de hadas con el que te han estado machacando desde que eras pequeño, sí que puedo asegurarte que, a través de este trabajo interno, descubrirás que experimentas una forma completamente nueva de amar y ser amado. Esto tendrá un gran impacto tanto en cómo te muestras en las relaciones como en el tipo de parejas que atraes.

Como seguirás sintiéndote visto y valorado por los que te quieren y apoyan, tu sentimiento de valía irá creciendo. De forma natural, empezarás a alinearte con los demás (incluidos amigos y compañeros de trabajo), que también te valorarán así. Probablemente, serás menos propenso a buscar parejas no disponibles, cuyos actos parecen validar la falsa idea de que no mereces amor. Si ya estás en una relación, los cambios que notarás dentro de ti afectarán a tu pareja de formas impredecibles. Como hemos visto, que una persona desarrolle un fuerte sentido de identidad no provoca que, necesariamente, su pareja haga el mismo proceso. Nuestra mayor capacidad para la intimidad puede asustar a nuestra pareja, que tal vez haya adaptado su propio dolor mediante un estilo evitativo. Nuestra cada vez mayor compasión hacia lo que ocasiona esta conducta evitativa puede ser suficiente para aquellas parejas con apego evitativo que también quieran sanar. O puede que las heridas sean demasiado profundas y la relación termine. En cualquier caso, incluso si la relación siguiera, esto no significa que todo sea un camino de rosas en adelante. En las relaciones, el conflicto es inevitable, y parte de alcanzar la plenitud pasa por aceptar estas «fisuras» que son tan naturales y que pueden hacernos todavía más conscientes de las necesidades de cada uno y, por tanto, son una oportunidad para crecer. En una relación, cada fisura o conflicto seguido de una reconciliación, en realidad, refuerza el vínculo.

Tu capacidad para poner en pausa tus reacciones emocionales será un fuerte aliado, porque te da tiempo para comunicar lo que te está ocurriendo por dentro, lo que a su vez permitirá que tus necesidades se cubran, en vez de añadir más leña al fuego, reaccionando con ira o culpando al otro. A medida que avanzamos en el proceso de sanación, nos volvemos más sensibles a las flaquezas de nuestro niño interior, y estamos más abiertos a escuchar esos mismos aspectos de nuestra pareja. No importa lo mucho que profundices en tu sanación, en nuestras relaciones siempre saldrán cosas nuevas de las que tendremos que tomar conciencia a medida que nos vayamos implicando en la bonita danza de la interdependencia. En vez de trasladar todas nuestras luchas internas a nuestra pareja, estamos aprendiendo a responsabilizarnos de cualquier dolor y miedo que hubiera estado enterrado y olvidado en nuestro estilo de apego ansioso. Todo el trabajo que estamos haciendo juntos te ha conducido hasta aquí. En este capítulo, aplicaremos lo que has estado aprendiendo (y, aún más importante, experimentando) a la forma que tienes de relacionarte con los demás, independientemente de si estás en pareja en la actualidad o no.

CUANDO LA (FASE DE) LUNA DE MIEL LLEGA A SU TÉRMINO

Como terapeuta de parejas, me molesta mucho cómo nuestra cultura idealiza el amor romántico y genera las expectativas de que este será siempre un reino de felicidad, cuando no es el caso. En realidad, la relación empieza después de la fase de luna de miel inducida por la dopamina, cuando dejamos de verlo todo de color de rosa y podemos ver a nuestra pareja tal y como realmente es, con sus defectos y todo lo demás. Esta fase se da de forma distinta dependiendo de cada relación, pero hay ciertas características comunes. Es un momento de profundización, en el que ambas partes muestran más aspectos de su ser. Ambos niños interiores se pueden ver activados por esto. Una persona evitativa puede dar un paso atrás y dedicarle más tiempo al trabajo. Esto podría poner nervioso al niño interior de una persona con apego ansioso que tiene miedo al abandono. De este modo, se pone en marcha la dinámica vivida en la infancia, que a lo mejor no ha estado presente en nuestras vidas hasta ese momento. También pueden darse otros patrones. Dos personas evitativas pueden empezar a volcarse en sus vidas individuales, preguntarse qué ha pasado con la pasión y separarse, en vez de darle una oportunidad a la interdependencia. O dos personas con apego ansioso pueden seguir aferrándose a su relación, de modo que el drama siempre estará servido. Pero cuando uno o ambos miembros de la pareja tienen un estilo de apego seguro, esta fase puede ser un periodo de descubrimiento enriquecedor que genere compromisos para construir una relación satisfactoria y verdaderamente plena.

En cualquier caso, esta fase trae consigo sus propios desafíos. Asusta descubrir que tu amante perfecto también puede ser exigente u obstinado, o quejarse mucho o insistir en cocinar cosas que no soportas. Y cuando tenemos miedo, una de nuestras respuestas automáticas es el enojo. En situaciones así, nos puede parecer que estamos atrapados en una lucha constante en la que negociamos nuestras necesidades individuales con el otro miembro de la relación. Una de las partes puede que diga que necesita pasar una noche a la semana con sus amigos. Otra puede que insista en que quiere tomar vino durante la cena. Saldrán a la luz temas más o menos importantes, que requerirán que, inevitablemente, tengamos que llegar a un acuerdo. Cuando estas necesidades dan con un punto débil o un innegociable de la otra persona, puede que haya llegado la hora del conflicto, lo que cual conduce a peleas y desacuerdos. También es el momento en el que puede que sintamos la relación como un «trabajo», y nos planteemos si merece la pena.

Todo esto no solo es normal, sino que forma parte de un proceso sano en el que definimos los límites en una relación. Al mismo tiempo, aprendemos más sobre cómo es nuestra pareja, y esto, desde luego, hace que la relación goce de un vínculo más profundo. Cuando las parejas dicen que «nunca se pelean», siempre sospecho que una de las partes está cediendo en la mayoría de las cosas (siendo abnegada). En el otro extremo del espectro, puede que haya peleas constantemente porque las dos partes tienen innegociables incompatibles y todo el rato están pisando las necesidades básicas del otro. Llegados a este punto, lo que haría una persona en su plenitud sería poner fin a la relación. Pero cuando dos personas descubren que son compatibles en las cosas más importantes, quieren seguir hablando y llegar a acuerdos, respetan las necesidades básicas del otro y desean comprometerse. Aunque la «droga del amor» haya dejado de surtir efecto, están iniciando algo verdaderamente especial.

He visto fases de luna miel que han durado desde unos pocos días hasta semanas, meses e incluso un par de años. Cuando las sustancias químicas disminuyen, ambas partes deben decidir si la relación tiene suficientes cosas buenas como para darle una oportunidad. En ese momento, pueden surgir dos preguntas: ¿es posible que esta relación satisfaga mi necesidad de un vínculo profundo? ¿Esta persona también está interesada en que nuestra relación sea un lugar en el que ambos podamos crecer? Lleva su tiempo obtener respuestas claras a estas preguntas; pero, con paciencia y disposición a mostrarse vulnerable y a tener conversaciones difíciles, llegarán. También puede que veamos que nada de lo que se nos presenta tiene que ver con la idea mental que teníamos de lo que debía ser una relación. Dada la facilidad con la que podemos entrar en una aplicación de citas y saltar a la siguiente «luna de miel», es también en este punto en el que muchos abandonan el barco. Pero si nos retiramos cuando las cosas se ponen difíciles, perderemos la oportunidad de crecer exponencialmente, algo que generaría un gran impacto en todas nuestras demás relaciones con amigos, familiares y compañeros de trabajo, y, lo que no es menos importante, en nuestra relación con nuestro niño interior herido.

Dadas las expectativas poco realistas que la sociedad pone en el amor, transitar el conflicto siempre. será todo un desafío. Para las personas con apego ansioso, el primer indicio de desavenencia puede arrastrarnos a los viejos patrones de abnegación y codependencia. Incluso si hemos estado trabajando con nuestro niño interior, estar en las trincheras con otro ser humano es un desafío totalmente distinto. Cuando la vieja herida por abandono sale a la superficie, podemos buscar el contacto o atacar al otro de forma desesperada para obtener el amor y la atención que deseamos. Al darnos cuenta de que ya no estamos sincronizados por completo con nuestra pareja, esa persona que nos había hecho sentir tan valorados y que estaba en perfecta sintonía con nuestras necesidades, puede que el niño interior incluso se sienta traicionado. Este sería un momento importante en el que parar y acudir a las personas que nos apoyan, así como repasar los ejercicios de los capítulos 5 y 6, antes de que esta nueva relación derive en un debate interminable sobre quién es el malo de la película, el narcisista egoísta o el niño dependiente. Cuando nos perdemos en nuestras heridas, tendemos a ver las cosas en blanco o negro, pero si nuestro niño interior conecta con nuestros apoyos internos, nuestro sistema nervioso se calmará y empezaremos a ver que lo que está sucediendo no es culpa de nadie. Nos daremos cuenta de que ningún dolor o miedo que estemos experimentando en ese momento están causados necesariamente por nuestra pareja; más bien, es probable que esta haya pisado algún campo minado antiguo de lo más profundo de nuestro interior, desconociendo la herida que había en él.

Cuando tengamos desarrollado este mecanismo interno, también podremos recordar más fácilmente que este tipo de conflictos es normal a la hora de formar vínculos sanos y seguros. Resulta que los seres humanos fallamos, ¡incluso en un día bueno! Investigaciones realizadas con madres e hijos[1] con un buen apego muestran que más de la mitad de sus interacciones pueden darse sin estar sincronizados, y que lo importante es su capacidad para reparar los momentos de desregulación y volver a conectarse. Por lo general, nuestros cuidadores lo hacen lo mejor que pueden para sintonizarse con nosotros, y cuando por cualquier motivo no logran hacerlo, que muestren su intención de reparar nuestro malestar es algo extremadamente importante en el proceso de desarrollo de un apego seguro. A nivel práctico, esto podría traducirse en que reconocen nuestro malestar, nos pregunten qué va mal y validen cómo nos sentimos. Esta sencilla interacción enseña a nuestro sistema nervioso que no han querido hacernos daño ni abandonarnos intencionadamente, y que, al final, tendremos la oportunidad de cubrir nuestras necesidades. Gran parte de esta reparación consiste en sentirse visto y escuchado, incluso antes de obtener la solución al problema original.

La estabilidad y la durabilidad en las relaciones se construyen con el respeto mutuo, la transparencia, la vulnerabilidad, la humildad y la capacidad para escuchar activamente al otro. Estas cualidades generan la seguridad necesaria para reparar los conflictos cuando las cosas se ponen feas. En vez de repartir culpas, mostramos empatía hacia el hecho de que cada persona tiene sus necesidades específicas y puntos de vista distintos en ciertos aspectos, y esto está bien. Además, cada persona tiene su propia historia, que condiciona su reacción en momentos de estrés. A medida que nos vamos familiarizando con cómo nuestras heridas moldean nuestras reacciones, podemos indagar en el mismo proceso que tiene lugar en nuestra pareja, sobre todo cuando sus reacciones parecen defensivas. Todo el mundo (incluidos nosotros) reacciona de mala manera y echa la culpa a los demás cuando tiene miedo y necesita protegerse. Cuando somos capaces de indagar en estas reacciones, en vez de juzgarlas o luchar contra ellas, habremos generado un espacio lo bastante seguro como para que podamos hablar de forma honesta sobre lo que está sucediendo. Básicamente, la resolución del conflicto empieza por darle importancia a lo que sea que esté ocurriendo y conceder a ambas partes permiso total para compartir lo que tengan que compartir, adoptando una actitud abierta y curiosa por el resultado. Hemos estado practicando esto internamente con nuestra comunidad interior, y externamente en relaciones que son algo menos «vitales» o arriesgadas que una relación de pareja. De modo que, ahora, ha llegado el momento de ofrecer estos regalos a tu pareja.

A medida que sigas con el proceso de sanación, es más probable que atraigas parejas con la misma capacidad para crear un vínculo seguro. No obstante, tus tendencias ansiosas no habrán desaparecido del todo, seguirán apareciendo en relaciones seguras, aunque la diferencia ahora será que tienes la capacidad de ver lo que está sucediendo para actuar de forma distinta. Y es que lo importante en cualquier relación que quiera ser duradera es que ambas partes se comprometan en profundizar en los conflictos que puedan surgir. Esto es lo que hace a una relación segura, y no ser «perfectos». Cuando ambas partes son realistas con respecto al trabajo que entraña conocer (y querer) de verdad al otro, si surgen conflictos, estos se convierten en una oportunidad para incrementar la intimidad entre los dos. Esto implica tener la capacidad de reconocer[2] los antiguos patrones que se están activando, así como reaccionar menos, pararse y darse tiempo para ver lo que realmente les está sucediendo a ambos. Harville Hendrix, el cofundador de la Imago Relationship Therapy, se refiere a esto como «pareja consciente». Puede que la luna de miel haya terminado, pero su amor seguirá creciendo y será más satisfactorio que cualquier otra cosa que hayan experimentado en el ardor de la atracción romántica inicial. A medida que más partes de ti son recibidas con cariño y aceptación, la sensación de seguridad aumentará, lo cual conducirá a más vulnerabilidad e intimidad. Cada día su vínculo será más estrecho.

PERO ¿QUIÉN TIENE RAZÓN?

Aunque no da esa sensación al principio. No te sorprenderá que te cuente que, el 99 % de las veces, las parejas que vienen a mi consultorio están a punto de hacer estallar la Tercera Guerra Mundial. A menudo sienten como si estuvieran hablándole a una pared y quieren que yo haga ver a su pareja «lo que realmente está sucediendo». Pero la sanación en las parejas no viene de demostrar quién tiene razón. En realidad, es más bien lo contrario lo que debería ocurrir. En vez de centrarnos en ganar la partida y hacer que la otra persona vea las cosas a nuestro modo, debemos recordar que ambas partes estamos en el mismo barco, y que el punto de vista de cada uno tiene sentido desde cada una de las perspectivas. Ningún sentimiento es malo, e incluso los hechos pueden tener distintos significados para diferentes personas. Cuando nuestras emociones son intensas, puede resultar difícil recordar siquiera lo que hemos dicho.

En mi consultorio, suelo usar el celular para ilustrar esto. Siento a las parejas uno enfrente del otro y pongo mi celular en medio. Uno de ellos está mirando la pantalla, que normalmente tiene una fotografía de mi perro, mientras que el otro mira al lado opuesto del celular, donde están la lente de la cámara y la carcasa. Luego, les pido que me digan qué aspecto tiene el celular. Evidentemente, cada uno de ellos dice algo distinto, aunque en realidad ambos están describiendo la misma cosa. Después paramos para que pueda explicarles que es ahí donde las parejas se quedan atascadas, repitiendo sin parar que lo que sienten y ven es la realidad, cuando en realidad siempre hay dos formas distintas de ver las cosas en una relación, dependiendo de la perspectiva de cada uno.

La empatía surge cuando dejamos de tratar de probar que nuestro punto de vista es el correcto y sentimos curiosidad en cómo ve las cosas nuestra pareja. A menudo, pido que ambas partes dejen a un lado lo que han visto de mi teléfono y que imaginen que lo están mirando (literalmente) desde donde la otra persona está sentada. Mismo teléfono, distintas perspectivas. En estas condiciones, nadie está equivocado, y no hay necesidad de pelearse. Este sencillo ejercicio ayuda a las parejas a entender que tratar de determinar lo que realmente ha sucedido es menos importante que su voluntad de reconocer que la experiencia de cada uno es real para ellos. El siguiente paso es comprometerse en descubrir bajo qué prisma miramos nuestros conflictos. El primer paso es que cada parte trabaje con su niño interior, lo cual implica conectar con sus heridas. Junto con esto, hay que examinar qué mensajes culturales nos están condicionando. Cuando cada parte de la pareja puede compartir sus experiencias con relaciones en la infancia, ya sea en la familia o por las expectativas que la sociedad les ha generado, es bastante natural que la persona que escuche sienta empatía por el dolor y el miedo que han marcado las respuestas automáticas que tiene en la actualidad quien está hablando. Este trabajo es la base para una relación madura y basada en la interdependencia. Con práctica, cuando surgen desavenencias, los juicios y las peleas son sustituidas por una actitud abierta y empática. El tono de voz se suaviza, los conflictos se reparan y ambas partes pueden sanar y crecer juntas. La relación pasará de dirigirse al «yo contra ti» a convertirse en el «equipo Nosotros».

Este último párrafo resume lo que podemos esperar de este proceso. Sin embargo, cuando lo iniciamos, nos encontramos con un panorama algo más caótico. Todos hemos desarrollado protecciones (como la evitación, la ira, echar la culpa, escondernos o volcarnos en los demás, por nombrar solo algunas) que se han enraizado en lo más profundo de nuestro ser con el tiempo. Están protegiendo las heridas del niño interior y en ese sentido son aliados valiosos. Pero, a pesar de lo indestructibles que puedan parecer, se suavizarán a medida que haya más seguridad y sanación en la relación. No obstante, esto conlleva tiempo, y habrá mucho forcejeo hasta que ocurra. Un día, ambas partes se sentirán lo suficientemente estables como para poder mostrar curiosidad y empatía si alguno saca un tema difícil para él. Otro día, uno o ambos estarán cansados o enfermos o ese tema estará poco madurado y caerán en sus antiguas protecciones. Tal vez haya una pelea que haga que ambos miembros de la pareja terminen durmiendo en camas separadas. Pero cuando ambos han acordado estar juntos en este proceso de sanación, pueden retomarlo donde lo dejaron el día anterior con compasión, antes de que las cosas se desviaran.

Pero, si sabemos todo esto, ¿por qué no podemos simplemente tomar la decisión de actuar de un modo distinto? Como hemos visto, empezamos a crearnos las expectativas de lo que son las relaciones en la infancia. Parte de esto queda grabado en nuestro SNA. Si nuestros padres no son capaces de proporcionarnos cariño, seguridad y conexión la mayor parte del tiempo, la respuesta de lucha o huida de nuestro sistema nervioso simpático se activa a menudo. Empezamos a anticipar que nuestras personas más cercanas no nos van a ayudar cuando nos sintamos desconectados, de modo que alteramos nuestra conducta para conseguir que se mantengan lo más cerca posible. A medida que vamos creciendo, tratamos de encontrarle el sentido a lo que le ocurre a nuestro cuerpo y a nuestras emociones y convertimos los sentimientos en creencias, tales como que carecemos de valor o que nuestros padres no se interesan por nosotros, o sobre lo que podemos esperar de los demás y lo que tenemos que hacer para que nos presten atención. Al mismo tiempo, también desarrollamos una serie de protecciones para evitar que la gente nos haga más daño. Aquí es donde entran el juzgar, el echar la culpa y la necesidad de tener razón. Cuando hemos alcanzado la edad adulta, hemos puesto tanto en práctica estas conductas que se han convertido en parte de lo que somos. Su trabajo es acudir en nuestra ayuda de inmediato cada vez que nuestro sensible niño interior despierta, especialmente en las relaciones más cercanas.

En nuestros vínculos más íntimos, entra en juego el modo en que nos adaptamos para captar cambios en la conducta de nuestros padres. Un mensaje sin responder o un comentario sin importancia pueden poner en marcha toda una serie de pensamientos que se alinean con nuestros miedos más profundos y refuerzan las creencias que se esconden detrás de ellos. Nuestro sistema nervioso está buscando de forma inconsciente tipos de peligros familiares, para que nuestras bien desarrolladas protecciones salgan a escena para salvarnos. Es tan automático como conducir el coche. Como las emociones y las sensaciones de las viejas heridas activadas parecen estar teniendo lugar ahora mismo, nuestra mente busca a su alrededor un relato que pueda explicar lo que está ocurriendo en nuestra relación actual. Basándonos en pequeñas cosas que han salido mal, acusamos a nuestra pareja de nuestra ansiedad y le hacemos saber por qué es su culpa. Esto hace que podamos recoger todavía más pruebas de que nuestra pareja no nos quiere y de que seguramente pronto nos abandonará. Esto es una forma de autodefensa desarrollada en el pasado para proteger al niño interior. Por desgracia, aferrarnos a nuestro relato de lo que está sucediendo no hará más que crear un obstáculo para obtener lo que pedimos y recibir lo que necesitamos. Al mismo tiempo, nos sentimos demasiado desprotegidos como para indagar en las heridas de nuestra pareja.

La clave para mantener una actitud abierta y dispuesta a indagar, en vez de caer en conclusiones e imaginar lo peor, lo cual hace que precisamente sea más posible que ocurra eso, es ser capaz de calmarse y permanecer conectado con lo que está pasando para las dos personas. El miedo hace que nos centremos en lo que nos asusta, mientras que la calma nos permite ver el panorama de una forma más amplia. El trabajo que estamos realizando en este libro con el niño interior está creando gradualmente las conexiones neuronales que nos permiten realizar esto. Puede que al principio notemos que nuestra ansiedad sale a flote y necesitemos llamar a un amigo de confianza o acudir a nuestros apoyos internos. A medida que nos vamos calmando, es más probable que podamos poner en contexto la conducta de nuestra pareja que nos ha asustado tanto. Por ejemplo, puede que recordemos que nuestra pareja está pasando por un periodo de mucho trabajo estresante y que tiene menos tiempo para responder a los mensajes. Al sentir más alivio, podemos recordar que la profundidad del vínculo en todas las relaciones fluctúa, dependiendo de lo que le esté sucediendo a cada miembro de la pareja fuera de su espacio relacional. Puede que incluso recordemos un momento reciente en el que no teníamos la capacidad para escuchar a nuestro ser querido cuando pedía tiempo para poder hablar de algún conflicto. Ahora, en vez de quejarnos por la falta de contacto durante el día, seremos más capaces de ir a recibir a nuestra pareja a la puerta con empatía y preguntarle cómo le ha ido en el día.

Las cosas también pueden ocurrir en el sentido contrario. Cuando nuestra pareja llega a casa y lo primero que dice es «¿Dónde estabas cuando te llamé?», el tono recriminatorio, más que las palabras, hace que sientas la necesidad inmediata de defenderte y protegerte. Si puedes tener en mente las heridas de tu pareja, tal vez puedas sentir el miedo detrás de su reacción. Recuerdas que, de niño, su madre no iba a recogerlo al colegio muchas veces porque estaba demasiado borracha como para conducir. Debido al trabajo conjunto que han hecho, sientes tristeza por este niño asustado y abandonado, y te preguntas si el hecho de no responder a su llamada es el motivo de este alboroto. Tal vez lo primero que digas sea: «Siento haberte asustado», respondiendo a la visión más amplia de lo que le está sucediendo con su protector interno, que ha salido a atacarte. Si han estado practicando este tipo de escucha desde hace ya algún tiempo, tus palabras amables le harán sentirse lo suficientemente seguro como para decir: «Siento haberte atacado». Cuando eres consciente de que el niño interior de cada uno siempre está presente en una conversación, a veces puedes ignorar tu respuesta protectora automática para permitir la sanación y profundizar en la intimidad.

Al principio del proceso de la terapia de pareja, lo que veo a menudo cuando dos personas están a punto de romper su relación es un efecto dominó en el que una de las partes adopta su modo de defensa, lo cual genera la misma reacción en su pareja. Llegados a este punto, se requiere la ayuda de otra persona, en este caso yo, para calmar las cosas y enseñar un tipo de respuesta distinta. Mi curiosidad por saber lo que les hace daño o les asusta a cada una de las partes gradualmente se convierte para ellos en una nueva forma de mirarse el uno al otro. En este escenario, me vuelvo parte de sus apoyos internos. Al estar con las heridas de cada parte de un modo cariñoso y seguro, ayudo a que cada niño interior pueda ver y entender al otro.

En los capítulos 5 y 6, nos adentramos en este tipo de trabajo. Compartir este libro con tu pareja, si quiere, puede ayudarles a tener exactamente el mismo tipo de conversaciones que tendrían en mi consultorio. Esto los colocará a ambos en una posición más favorable para poder mostrarse vulnerables y exponer lo que necesitan, sin culpar al otro por cómo se sienten. Tal vez necesites más atención, o simplemente que te confirme que te quiere. Desarrollar la capacidad de mantener conversaciones honestas y compasivas, incluso cuando sientes dolor, es una parte vital del proceso para alcanzar la plenitud y crear una intimidad y una interdependencia duraderas.

SALIR DE LA ZONA DE CONFORT PARA CONECTARNOS

En momentos de malestar intenso, experimentamos una especie de «contracción» cuando nuestro dolor y nuestro miedo antiguos se despiertan, estrechan nuestro foco de visión y se centran en el sentimiento de inseguridad. Cuando estamos construyendo una relación más sana, es necesario que suceda lo contrario. Ambas partes deben tener la voluntad de salir de su zona de confort y tratar de adoptar nuevas formas de reaccionar a lo que les molesta.

Cuando antes hablamos de límites, vimos que personas con distintos temperamentos e historias tenían su propia forma de ponerlos. Lo mismo ocurre con las protecciones. Cuando se dispara el miedo al abandono, las personas con apego ansioso tratamos de arreglar las cosas. La cada vez mayor ansiedad por la incertidumbre nos atormenta: necesitamos respuestas, una solución, ¡y las necesitamos ahora! Nuestras emociones nos abruman y se expanden en todas direcciones, como las patas de un pulpo tratando de encontrar algo estable a lo que aferrarse. Si no encontramos la seguridad que necesitamos, esto puede escalar hacia la ira, lo cual forzaría el conflicto con el otro para seguir en contacto y tal vez obtener lo que necesitamos. Esto puede ser en forma de críticas, culpas, insultos, gritos e incluso lanzando cosas por los aires. Si este patrón funcionó en la infancia, o si vimos a nuestros padres pelearse así, ya lo tenemos programado y listo para actuar.

Por lo general, las personas evitativas encaran el peligro de un modo distinto por un motivo: lo que les parece peligroso es una mayor intimidad, y no tener menos. Aunque normalmente no son conscientes de ello, su sistema nervioso está lleno de dolor por no haber recibido cuidados a nivel emocional de pequeños, de manera que les resulta amenazante que alguien quiera más intimidad. Su respuesta al miedo puede ser encerrarse «bajo su caparazón». Puede que parezcan razonables, con explicaciones lógicas de por qué no quieren intimar más, pero en su interior sienten una profunda desconfianza hacia la vulnerabilidad y lo que esta podría acarrear. Bajo más presión, pueden responder de forma airada, sarcástica o despreciativa, tratando de avergonzar a su pareja para hacer que se tenga que retirar e incluso irse para siempre. Es probable que todos los miembros de su familia respondieran a las necesidades emocionales de este modo, de forma que, de nuevo, sus reacciones están muy enraizadas.

Los patrones de cada pareja serán distintos, pero te haces una idea de lo rápida y profundamente que las personas se destrozan las unas a las otras cuando están en guerra. Aunque hay buenas noticias. El momento de más crecimiento, cuando se trata de aprender una nueva forma de querer y ser queridos, puede darse en estas épocas de conflicto mutuo. En medio de estos enredos emocionales, todo lo que necesitamos para empezar a construir un nuevo camino está en la habitación: los dos niños interiores asustados, las dos personas que quieren conectar, los dos cerebros que pueden ser reprogramados para reaccionar de una forma distinta y los dos miembros de la pareja con el potencial para transformar su relación en un refugio. Solo hace falta salir de la zona de confort.

Para las personas que tienden a encerrarse cuando sienten dolor y que responden escondiendo sus emociones puede ser muy duro aprender a compartirlas. Las personas que se sienten abrumadas por la ansiedad se pueden sentir igualmente amenazadas si les piden que den un paso atrás. Ambos experimentan, además, la intensa fuerza de sus protectores internos. Saber todo esto puede ayudar a las parejas a tener compasión mutua, y este es un gran paso para volver a conectar. Cuando empiezan ya sea a abrirse como a parar y calmarse, suelen descubrir que lo que ambas partes sienten es muy similar: las sensaciones físicas del miedo. Al hablar de esto, juntos pueden aumentar la empatía y la conexión. Gradualmente, ambos se van desplazando hacia la desconexión del sistema simpático y entran en un estado ventral. A partir de ahí, el panorama de lo que pueden ver se agranda, y el niño interior de cada parte tiene más probabilidades de obtener lo que necesita. Cuando repetimos este proceso muchas veces, nuestro cerebro desarrolla una nueva forma de relacionarse con el otro, de amar y ser amado. Cabe recordar que este es un proceso arduo, caótico y en ocasiones doloroso, con algunos días mejores que otros. Cuando dejamos de esperar que el proceso sea lineal y nos conformamos con algo que parece más bien una espiral, entramos en lo que realmente es una relación interdependiente y duradera en la que ambos se ayudan entre sí a sanar.

Deja que comparta contigo mi historia personal para mostrarte lo que quiero decir con esto. Tras mi divorcio, hice bastante trabajo de sanación. Pero lo cierto es que, si eres una persona con apego ansioso, siempre lo serás en cierto grado. Además de las heridas, también tenemos tendencias, y en la mayoría de las personas con apego ansioso, nuestro sistema nervioso siempre responde del mismo modo cuando algo nos asusta. No obstante, esto ocurre de una forma menos intensa al desarrollar más recursos, y con el tiempo, la manera en la que reaccionamos a los desafíos de las relaciones va cambiando.

Devolver los mensajes siempre ha sido uno de mis innegociables, y cuando conocí a mi pareja actual, le hice saber lo importante que es para mí que siempre me responda lo antes posible. Aun así, a veces le escribo y pasan horas hasta que obtengo una respuesta. Puesto que normalmente contesta muy rápido, mi cuerpo empieza a decirme que algo va mal, y cuando sigue sin decir nada, siento cómo se cuece el berrinche en mi interior. Mi sistema nervioso simpático está respondiendo, y a partir de ahí pueden pasar dos cosas.

Por un lado, puede que exija que me explique qué está pasando, en cuyo caso él tendrá menos ganas de decírmelo. Esto puede ponerme a punto de explotar. Donde sea que se esconda, puedo sentir la energía de mi pulpo tratando de forzar una respuesta por su parte para aliviar mi ansiedad. A veces, el dolor es tan grande que mi niña interior quiere hacer las maletas y largarse, no porque quiera huir, sino porque siento unas emociones tan extremas que mi cuerpo quiere ponerles solución. Pero no reacciono motivada por estas emociones, porque, incluso en medio de esta situación, observar lo que sucede se ha convertido en un patrón para mí. Con la ayuda de mi equipo interior, gradualmente puedo ir calmándome. Con años de práctica, también he aprendido que juzgarme a mí misma me lleva de vuelta al patrón familiar, que solo empeora las cosas. Lo último que necesito en momentos así es añadir una cucharada de vergüenza a esta mezcla. De modo que respiro, le pido perdón a mi pareja por el montón de mensajes que le he mandado y me perdono a mí misma por el simple hecho de ser una persona con apego ansioso.

Por otro lado, si estoy mejor, puede que reaccione de otra manera. Cuando mi pareja no me contesta al mensaje, puedo mantener la calma si miro todo el contexto. Recuerdo que esto pasó antes, y que normalmente significa que tiene mucho trabajo cuando recibe el mensaje y luego se olvida de él cuando pasa a otra cosa. Me puedo decir a mí misma (y creérmelo) que me quiere. También puedo recordar que no reacciona bien cuando se le molesta. Esto tiene que ver con lo que yo sé de su niño interior y del motivo por el cual se retira cuando siente presión. Seguramente haré algunas respiraciones profundas, plantaré los pies en el suelo y sentiré que puedo lidiar con esta situación sin desbordarme. El tira y afloja entre estas dos actitudes forma parte del proceso de crecimiento.

Además de seguir proporcionándome un refugio seguro para mi niña interior, también he aprendido a hacer que mi pareja se sienta segura para compartir lo que siente cuando no está bien. En primer lugar, esto significa recordarme a mí misma que no me va a abandonar. Cuando se aparta, tan solo está experimentando su herida. También ayudo a mi niña interior a ver que mi dolor es una respuesta a algo muy antiguo, y no el resultado de los actos de mi pareja. He descubierto que mi compromiso con este trabajo, en realidad, le ofrece espacio para procesar sus sentimientos y trabajar en sí mismo para aprender a compartir por qué está mal.

En este tipo de situaciones, suelo poder darnos espacio a los dos hasta que seamos capaces de hablar de forma madura y no reactiva, y volver a estar conectados y ser comprensivos. La capacidad para apreciar la ayuda interna y externa, así como mis propios sentimientos, sin culpar al otro, me ayuda a no perderme completamente en mis antiguas heridas, incluso en los días más difíciles. Por su parte, mi pareja también es consciente de su tendencia a encerrarse, y está trabajando en ser vulnerable y comunicarse cuando no está bien. Me ayuda recordar que no se está apartando para herirme, sino que es una autodefensa motivada por sus propias heridas. Esta conciencia evita que me lo tome como algo personal, y así estoy más disponible para solucionar las cosas. Ahora bien, recuerda que soy una experta en relaciones que se dedica profesionalmente a este tipo de cosas y que aun así tengo momentos de ansiedad en los que me cuesta ser consciente de esto y recomponerme. Pero, con la voluntad de salir de la zona confort en nuestra relación, tanto él como yo hemos sido capaces de tener periodos más largos de intimidad y conexión, con menos conflictos cada vez, y más distanciados en el tiempo. Además, cuando sabemos cómo reparar el conflicto y volver a conectar más rápido, cada vez confiamos más en que nos queremos el uno al otro, incluso cuando surge el conflicto.

Aunque tengo una pareja que tiene tendencia a encerrarse, también tiene una tremenda capacidad de empatizar y establecer vínculos, y me ha demostrado su compromiso con nuestra relación y su voluntad de aprender y seguir evolucionando conmigo. Este no fue el caso de mi marido anterior, y nunca insistiré lo suficiente en que tener una pareja que nos acepte tal y como somos, con la ansiedad y todo, es un paso crucial hacia la interdependencia y la intimidad. Cada vez que escogen parar, calmarse y responder de forma amorosa, juntos, están escogiendo al equipo Nosotros.

BUSCAR TIEMPO PARA HABLAR

Evidentemente, la sanación no solo tiene lugar cuando las parejas se enfrentan a momentos de crisis. También puede ser de utilidad tener conversaciones abiertas con tu pareja sobre cómo reaccionan ambos al dolor y al miedo (con ira, acusaciones, silencio, rencor o lágrimas) cuando las cosas van bien. Comunicar que estas conductas son indicios de que se sienten asustados o heridos les ayudará a ambos a reconocer los momentos en los que cada uno de ustedes necesitará ayuda para recuperar el equilibrio. Al dedicar un tiempo a comprender el patrón del otro antes de que las cosas exploten, se están comprometiendo conjuntamente a reparar todas las fisuras que se presenten, además de trazar un plan de actuación que acabará volviéndose automático.

Para empezar, a las parejas les va bien acordar que cada una de las partes puede pedir cosas relacionadas con determinadas necesidades. «Oye, mira, me siento un poco desconectado. ¿Podemos hablar?». Tener un lugar seguro en el que poder pedir este tipo de cosas también sienta la base para saber gestionar conflictos potenciales de un modo distinto. También se puede acordar que cualquiera de los dos puede pedir tiempo muerto en medio de una disputa si necesita un poco de espacio para calmarse. Cuando las cosas se ponen intensas, puede que decidan que cada uno de ustedes diga lo que está sintiendo, por ejemplo: «Me estoy enojando y necesito un respiro. Volveré en unos minutos, cuando me haya calmado un poco». O: «Me están entrando ganas de patear algo, y quiero sentarme tranquilamente unos minutos. ¿Podemos hablar después?». Algunas parejas necesitan un tiempo para que las cosas se serenen y puedan reconectar. Las personas con apego ansioso tienen más tendencia a sentirse abrumadas por las emociones, y es más probable que aumente su malestar rápidamente. Si te ocurre algo parecido a lo que estoy describiendo, pedir tiempo muerto puede ser crucial para que una pareja más lógica o evitativa pueda escucharte. La historia de Sandy y Kristy es un ejemplo de cómo funciona esto.

EL PULPO APRENDE A CALMARSE

Sandy era un pulpo total en su relación, y su defensa era enojarse, criticar a su pareja, Kristy, y a veces incluso lanzar cosas. Me dijo que le sentaba increíblemente bien, en el momento, dejar ir sus emociones, pero que esto solía hacer que luego se sintiera muy mal por haber herido a Kristy y que perdiera mucho tiempo limpiando el desastre que había causado. Sandy era consciente de que, incluso si su ira parecía válida en el momento, si quería reconectar con su novia, tendría que encontrar otro modo de gestionar sus emociones.

Cuando acudieron a terapia de pareja, Sandy y yo exploramos el miedo que la llevaba a estos espectáculos. Tenía muchos motivos para sentirse aterrada por la desconexión, ya que sus padres habían estado demasiado ocupados peleándose el uno con el otro como para cuidar de sus cinco hijos. El rol de Sandy había sido tratar de intervenir en sus peleas. Se interponía entre los dos e intentaba detenerlos.

Siguiendo este patrón, Sandy solía tratar de arreglar los conflictos en el momento más convulso, pero cuando Kristy se sentía atacada, se apartaba. Necesitaba espacio para procesar y, tras una pelea con Sandy, se quedaba callada un buen rato. Esto dejaba a Sandy en suspenso, angustiada por la ansiedad de no saber cuándo (o si) su pareja iba a querer hablar más tarde. Para ayudarla a ver por qué esto era tan difícil, conectamos con su niña interior en medio de las peleas. Su incapacidad de llamar la atención de sus padres le generaba un pánico atroz. En nuestras sesiones, Kristy también pudo ver, e incluso validar, lo duro que tenía que ser para Sandy cuando ella se apartaba emocionalmente tras una pelea.

Juntas, trabajamos en un plan para cuando Sandy se enojara. Ella pensó que podía decir: «Me siento furiosa ahora, estoy molesta y necesito un poco de espacio para calmarme». Lo acompañaría con una petición: «¿Podemos fijar una hora para hablar de todo esto? Me encantaría y necesito asegurarme de que estás aquí para mí». Por su parte, Kristy dijo que la ayudaría a sentirse lo suficientemente segura fijar una hora, tal vez tras algunas horas, o incluso al día siguiente. Se sentía cómoda haciéndole saber a Sandy: «Eres importante para mí. Te quiero. Necesito algo de tiempo para procesar y luego podemos hablar».

El objetivo de esta interacción, incluido el hecho de fijar una hora para reunirse y reconciliarse, era ofrecer a cada una la confirmación de que ambas estaban igual de comprometidas con la relación. A Sandy, esto le hizo saber que sus necesidades eran importantes para Kristy, y que iban a solucionar el conflicto. Su niña interior podía oír lo distinto que sonaba esto en comparación con la negligencia emocional experimentada en su infancia. Esto hizo que parara de entrar en una espiral de ira y pudiera pasar tiempo con sus apoyos internos y escuchar a su niña interior para ir sanando sus heridas. Kristy también se sentía más segura para abrirse cuando notaba que Sandy se tranquilizaba. Sandy necesitaba saber que era importante y que Kristy estaba tan comprometida en la relación como ella, y Kristy necesitaba permiso para procesar y recomponerse. El hecho de crear una estructura clara para este proceso con antelación las ayudó a ambas a sentirse lo suficientemente seguras como para no caer en sus protecciones habituales. Eran más capaces de permanecer conectadas desde el momento del conflicto hasta la reconciliación. Tras algunos meses de práctica, Sandy se sintió lo bastante segura como para decirle directamente a Kristy: «Tengo tanto miedo como cuando tenía cinco años y mis padres estaban gritándose. ¿Podrías abrazarme?». Esto era algo que Kristy podía hacer con todo su corazón.

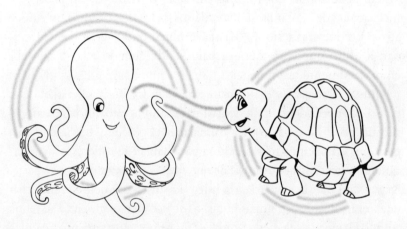

La energía del pulpo se ha calmado, mientras que la energía de la tortuga se ha vuelto más vulnerable, lo cual hace posible recuperar el estado ventral para reconectar y reconciliarse.

Cuando el pulpo aprende a calmar su sistema nervioso, y la tortuga, a sacar la cabeza con vulnerabilidad, ambas partes regresan a un estado ventral abierto a la conexión, de modo que pueden arreglar su desencuentro. Evidentemente, es mucho más fácil decirlo que hacerlo, y puede ser especialmente difícil llegar a este punto en el calor del momento y nada más empezar a trabajar en nuevos tipos de reacciones. Si las parejas trazan un plan y una de las partes pide tiempo muerto, el siguiente ejercicio, diseñado por Imago Relationship Therapy, proporciona más estructura para comunicarse cuando la pareja se reúna de nuevo. Aunque el énfasis está en desarrollar comprensión y empatía hacia las necesidades del otro, suele conducir a una solución para lo que ha provocado el conflicto en primer lugar, como resultado de una comunicación a corazón abierto.

Ejercicio:
team building para el equipo Nosotros

En primer lugar, fijen una hora para hablar sobre cómo arreglar el conflicto. Para hacer esto, necesitarán estar lo suficientemente en calma como para conectar desde un lugar en el que no necesiten echar la culpa, de modo que antes de hacer esto, asegúrense de haber tenido el tiempo suficiente como para salir de la activación del sistema simpático y entrar en un estado ventral. Recuerden que, si están reaccionando de forma intensa, su niño interior herido está volviendo a experimentar momentos de dolor y miedo. Para descubrir el motivo, remóntense a la raíz del sentimiento tan atrás en el tiempo como les sea posible, de modo que puedan sentir que estas emociones intensas proceden de una experiencia anterior y que no tienen nada que ver con las palabras y los actos de su pareja. Idealmente, esto tendrá lugar en ambas partes durante el tiempo muerto. Si una de las partes se responsabiliza de sus propios sentimientos, es más probable que la otra también lo haga.

1. Cuando se hayan tranquilizado y estén listos para hablar cara a cara, céntrense en su corazón. Asegúrense de estar anclados en el aquí y el ahora realizando respiraciones profundas en el pecho. Recuérdense a ustedes mismos: «Estamos en el mismo equipo».

2. Para empezar, piensen en las cosas que aprecian del otro y díganlas en voz alta. Pueden compartir tantas cosas como quieran. Sé que esto parece pedir demasiado en un momento en el que seguramente estarán molestos el uno con el otro, pero ayudará a bajar las defensas y a mantenerlos en una actitud abierta y empática, desde la que conectar.

3. Hagan turnos para expresar por qué están molestos, usando el cronómetro del celular. Cuando llegue tu turno, habla durante tres minutos o menos y usa la primera persona del singular en tus frases, tanto como sea posible. Por ejemplo: «Tengo miedo de que no me quieras cuando no me contestas un mensaje». Si eres consciente de cualquier sentimiento conectado a lo que viviste de pequeño, también lo puedes compartirlo. No culpes a tu pareja por tus sentimientos. Simplemente, hazle saber que surgen de una herida antigua.

4. Ahora le toca a tu pareja repetir lo que ha oído y preguntar si lo que ha entendido es lo que has querido decir. Sin debatir, solo para dar estructura. En la Imago Relationship Therapy, a esto se le llama *mirroring* o «escucha reflexiva».

5. Cuando una de las dos partes haya hablado, y la otra, escuchado y repetido lo que ha oído, intercambien los papeles. Su trabajo es ver, escuchar y sintonizar con lo que le ocurre a tu pareja lo mejor posible, activando lo que se denomina el «circuito de resonancia» en el cerebro, lo cual les permite empatizar con la experiencia de la otra persona.

6. Como paso extra, el que escucha puede añadir algunas palabras de validación, por ejemplo: «Tiene sentido que te sintieras de este modo dado lo que acabas de explicar». Recuerden que todos los sentimientos son reales, y que no tienen por qué estar de acuerdo con alguien para validar lo que está sintiendo.

7. Una vez que hayan tenido ambas partes la posibilidad de realmente escuchar y validar la experiencia del otro, es posible que puedan encontrar una solución. Esto puede ser algo tangible o en forma de acción que llevar a cabo, o bien tan solo hacer saber el uno al otro que están preparados para ser más conscientes de las necesidades del otro en el futuro.

Es increíble lo sanador que es tener una pareja que te devuelva tu reflejo, y este sencillo ejercicio puede ayudar a sanar viejas heridas que no han sido vistas, escuchadas y validadas. Tu pareja ahora se estará convirtiendo en uno de tus apoyos internos y estará contigo incluso cuando estén físicamente separados. He sido testigo de cómo solo este ejercicio transforma relaciones, puesto que las parejas se vuelven menos propensas a culpar al otro por lo que sienten y más predispuestas a abrirse, ser vulnerables y construir una intimidad más profunda.

QUERER A LA PERSONA POR COMPLETO

Empezaremos esta sección reconociendo que no existe un ser humano «perfecto». Todos tenemos nuestras heridas y, cuando dos personas se juntan, es inevitable que choquen con sus partes más sensibles en algún momento. La clave para formar vínculos duraderos, seguros e íntimos con los demás reside en vernos el uno al otro como los seres humanos completos que somos, profundizando en nuestra comprensión de las heridas de la infancia del otro, aprendiendo a responsabilizarnos de nuestra propia sanación con ayuda y reconociendo que todos lo estamos haciendo lo mejor que podemos. En realidad, así es también como aprendemos a dar (y recibir) el amor y la aceptación que tanto nosotros como nuestra pareja merecemos.

Cada vez que te encuentres en una situación de conflicto con tu pareja, pregúntate: «¿Cuáles son los superpoderes de nuestra relación? ¿Qué hemos mejorado con el tiempo? ¿Qué no hemos tenido que trabajar como pareja?». Esta puede ser una conversación maravillosa para compartir entre los dos. Nuestro SNA adaptativo hace que nos centremos en las experiencias que sentimos amenazantes, incluso cuando la amenaza procede del pasado. A medida que vamos sanando, integramos la capacidad de elegir también celebrar lo que nos gusta de nuestra pareja. Eso significa pasar tiempo centrándonos en la persona por completo. Aunque tu pareja no sea la mejor en algún área específica, recordarnos a nosotros mismos sus cualidades positivas nos ayudará a aceptar a esta persona querida por lo que es, en vez de tratar de transformarla en un robot de amor bidimensional que nunca más nos hará daño.

En primer lugar, y lo más importante, esto implica que ambas partes estén alcanzando la plenitud y cultivando relaciones de confianza más allá de la pareja. Con esta ayuda, puedes desarrollar la capacidad para mantenerte en tu sitio cuando la tormenta de la ansiedad o la urgencia por retirarte asomen la cabeza. Desde este lugar, tener como objetivo reparar las fisuras que surjan, por doloroso que sea, hará que sea más fácil transitar por los inevitables momentos en la cuerda floja por las que pasan absolutamente todas las relaciones, incluyendo a los amigos, los familiares y los compañeros de trabajo. Con el tiempo, estos periodos de conflicto en realidad ayudarán a tener más confianza e intimidad, lo que nos permitirá ver que el conflicto no necesariamente conduce a rupturas (léase, abandono). Sí, los sentimientos son delicados, caóticos e impredecibles, pero también tratan de mostrarnos lo que necesitamos. Cuando nos responsabilizamos de nuestras heridas y las protecciones que hemos desarrollado para mantenernos a salvo, podemos escoger cómo reaccionar.

De nuevo, esto conlleva tiempo, práctica y la voluntad de ver lo que está sucediendo para ambas partes. Vamos a cerrar este capítulo con otro ejercicio, para ayudarte a cuidar mejor de la persona por completo en cada una de tus relaciones.

Meditación: trae a tu pareja a la zona de tu corazón

En el capítulo 4, realizamos la meditación para el escaneo del corazón a fin de explorar cómo se siente al acceder a su inteligencia y usarla para conectar con nuestro mundo interior. Este ejercicio es similar. Para empezar, ánclate en el momento presente y sigue las instrucciones que hay más abajo. También puedes escuchar la meditación en <beselffull.com/meditations>. Antes de empezar, busca un lugar seguro y tranquilo donde puedas tumbarte y adentrarte en tu interior.

1. Empieza acostándote y realizando algunas respiraciones profundas en el vientre. Llénalo cuando inhales y suelta completamente el aire cuando exhales. Céntrate en la respiración mientras va circulando por tu cuerpo. Cuando sientas que este está relajado, dirige tu respiración a la zona del corazón.

2. Cuando te sientas conectado de lleno con la inteligencia de tu corazón, céntrate en algo por lo que estés agradecido. Puede ser por tu corazón que late o por algo que te haya hecho sonreír. Da las gracias por esto mientras diriges tu respiración al centro del corazón. Dedica un par de minutos a sentir de veras la energía de la gratitud antes de pasar al siguiente paso.

3. Ahora empieza a visualizar a tu pareja. Observa qué le sucede a tu corazón cuando piensas en ella. Visualízala delante de ti o haz presente su energía. Permítete experimentar a esta persona en todos sus aspectos. Si notas cualquier impulso de juzgar partes individuales, simplemente lleva de nuevo tu atención a la zona del corazón.

4. Ahora, nota cómo te sientes en tu cuerpo cuando piensas en esta persona a la que quieres. ¿Hay apertura y conexión? ¿O te sientes rígido y encerrado en ti mismo? Solo observa. No tienes que juzgar cómo te sientes.

5. ¿Qué sensaciones físicas aparecen? En la presencia interiorizada de tu pareja, ¿tu cuerpo se siente ligero, calmado, vacío o agotado? Puede que notes un cosquilleo, calidez o frío, o incluso dolor. Observa en qué zona de tu cuerpo notas estas sensaciones.

6. ¿Qué emociones aparecen? ¿Amor, enojo, resentimiento, amabilidad, miedo u otra cosa? Tal vez haya una combinación de distintas emociones. Si tu mente empieza a acelerarse, permítete regresar a las sensaciones de tu cuerpo. Cuando te sientas en calma de nuevo, suelta las emociones que aparezcan y céntrate otra vez en la zona del corazón.

7. ¿Cómo se relacionan el uno con el otro? Puede que haya apertura entre ustedes, o algún tipo de obstrucción, o una sensación de solapamiento que hace que sea difícil distinguirse el uno del otro. Observa esto. ¿Qué colores y texturas forman parte de este espacio que hay entre los dos? Cuando lo observes, puede que algún aspecto de este espacio cambie, o no. Tan solo permite que se muestre como quiera.

8. Mantente conectado con la sensación que te da su relación y presta atención a si lo que estás experimentando te recuerda situaciones del pasado entre ustedes dos o de épocas anteriores. Si te surgen recuerdos, observa cómo vienen y se van. Luego, regresa al espacio de tu corazón y realiza una o dos respiraciones.

9. Cuando hayas regresado al espacio del corazón, observa el flujo de energía entre tú y tu pareja. Si fluye libremente, permanece en esta sensación. Si notas un bloqueo, intenta distinguir dónde lo notas en tu cuerpo. Si permites que el bloqueo esté allí en vez de tratar de combatirlo, ¿qué ocurre? No hay necesidad de cambiar nada, tan solo permanece ahí sin juzgar.

10. Si en algún momento sientes el impulso de abandonar esta práctica para saber qué está haciendo tu pareja, simplemente regresa al espacio de tu corazón de nuevo, realizando un par de respiraciones más. Después, vuelve a la experiencia corporal de sentir la presencia de tu pareja en tu corazón.

11. Pídele al centro de tu corazón un mensaje y observa qué te dice. Seguidamente, pídele a tu pareja el mensaje que necesitas para ayudarte a estar centrado y verla con claridad. Puede que obtengas una respuesta clara, o no. Con pedirlo es suficiente.

12. Observa a tu pareja por completo lo mejor que puedas en este momento, como alguien que también tiene sus heridas, y permítele tan solo ser. Luego pídele al centro de tu corazón que te muestre algo que te guste de tu pareja, y céntrate en ello hasta que inunde tu conciencia. Continúa así durante unos minutos, dejando que la presencia positiva de tu ser querido entre en el espacio de tu corazón.

13. Luego, vuelve a sentir a tu pareja como una persona completa y quédate en esa sensación, agradeciendo esta oportunidad para estar y crecer juntos. Permite que esta imagen de tu pareja se diluya y siéntete a ti como una persona completa también.

14. Descansa y relájate. Absorbe todo lo que has experimentado, y cuando estés listo para regresar al lugar en el que te encuentras, lentamente, abre los ojos.

Puesto que puedes sentir a tu pareja tanto fuera como dentro de ti, notas tanto la profundidad de su intimidad como la aceptación y el aprecio hacia esta persona como individuo. Esta combinación de unicidad y diferencia es la esencia de la interdependencia. Es difícil describirlo con palabras, pero resulta inconfundible cuando eres capaz de experimentar esta plenitud. Aprender a ver a tu pareja y sus necesidades sin que estas te activen forma parte de esta nueva forma de querer más sana que debe abrirse paso tras la pasión inicial de una relación.

Muy a menudo, vemos a personas tratar de cambiar al otro o arreglar algo que ni siquiera está roto. En una relación amorosa recíproca, es importante aceptar que hay algunas cosas que nunca van a cambiar. La comunicación siempre se puede mejorar, y las viejas heridas se pueden sanar, lo cual provoca cambios esenciales en la forma en la que dos personas se relacionan, pero a veces simplemente tenemos que aceptar los defectos de nuestra pareja. Esto, de nuevo, empieza en ti: cuanto más te aceptes a ti mismo, más capaz serás de aceptar todos los aspectos de tu pareja. En vez de como adversarios, comenzarán a verse como lo que son en realidad: dos seres humanos perfectamente imperfectos, que se ayudan el uno al otro a sanar a través de la concienciación para obtener una intimidad profunda.

CAPÍTULO 9

EL MISTERIOSO PODER DE TRANSFORMACIÓN DEL AMOR

Nos estamos acercando al final de nuestro viaje. Espero que estés empezando a entender que, aunque tu patrón de apego está muy arraigado en tu cuerpo, también posees una capacidad enorme para sanar tus heridas, alcanzar la plenitud y atraer relaciones de todo tipo, que realmente te aporten. También espero que seas más consciente de por qué reaccionas del modo en que lo haces, y que esto se debe a muchos factores que escapan a tu control. Al observar nuestra historia desde esta nueva perspectiva, podemos mostrarnos más compasivos el uno con el otro y con las heridas que llevamos a cuestas. Nos hemos embarcado juntos en un proceso de sanación que cambiará las expectativas que tienes de una relación. Todos respondemos de algún modo determinado al dolor. Todos tenemos heridas. Y todos tenemos nuestra historia singular. Al trabajar juntos nuestro patrón de apego ansioso, estamos curando las heridas, acercándonos a nuestro niño interior, aceptándonos en todos nuestros aspectos e invitando a personas emocionalmente disponibles a formar parte de nuestra vida, de manera que podamos experimentar seguridad y confianza. Este es el camino para arraigarse en la seguridad interna que todos deseamos y necesitamos.

Aunque tener pareja ofrece una gran oportunidad para sanar, también son importantes otro tipo de relaciones que te puedan servir de refugio para ti a fin de ayudarte a construir una base sólida. Todas nuestras relaciones, no importa cómo las experimentemos, nos devuelven un reflejo de nuestra persona, resaltando dónde ha habido un proceso de sanación y dónde está pendiente. Este es un proceso para toda la vida, puesto que continuamente cambiamos y evolucionamos para convertirnos en seres humanos plenos. Al avanzar hacia la plenitud, has empezado a ganar intimidad contigo mismo, lo que, a su vez, permitirá que fomentes el tipo de relaciones que ayudan al proceso de sanación y a que todos sus integrantes alcancen su máximo esplendor. Este tipo de interdependencia es lo que todos realmente deseamos, y tú estás en camino de experimentarla.

TU PAREJA CÓSMICA SANADORA

Cuando hablamos del arte de la interdependencia, nos referimos a encontrar y a aprender a crecer con alguien de forma consciente y plena, además de experimentar una intimidad profunda que permita a ambas partes ser ellas mismas. Personalmente, me refiero a este sanador como tu *pareja cósmica*. Creo que encontrar a alguien que quiera sanar junto a ti, y que te invite a experimentar una nueva forma de querer, es un acuerdo espiritual, además de profundamente humano. En este tipo de relaciones, ambas partes aprenden en forma de tándem. No siempre irás en consonancia con el otro, porque los tropiezos forman parte del proceso y de lo que significa ser humano. Pero como hemos visto, estos momentos de fisura o conflicto son oportunidades para crecer y profundizar en su intimidad.

Según mi experiencia, encontrar nuestra pareja cósmica ocurre más fácilmente si soltamos, nos centramos en las amistades y el apoyo de calidad y mostramos confianza en el universo, con la seguridad de que esta persona aparecerá cuando estemos listos. A menudo, ese dicho de que «Cuando dejes de buscar, aparecerá» acaba siendo cierto. Esto sucede porque dejamos de centrar nuestra atención en encontrar a alguien que nos complete y permitimos que todas las relaciones de nuestra vida nos ayuden a sanar y nos apoyen. ¿Puedes ver cómo esto incrementa las probabilidades de conocer a una pareja que también pase a formar parte de este proceso? Para la mayoría de los que tenemos apego ansioso, la constante búsqueda de esa persona mantiene nuestro sistema nervioso en tensión. Este sentimiento es un recordatorio de las circunstancias que vivimos en nuestra infancia y que perpetuamos en la actualidad. Cuando estamos con personas con apego seguro, nuestro sistema nervioso, poco a poco, aprende a relajarse y a abrirse al apoyo con el que ahora contamos.

Es perfectamente normal y sano querer una pareja sentimental. Aprender a centrarnos en todos los aspectos necesarios para construir una vida segura con personas que nos apoyen nos permitirá ampliar nuestro foco de visión para que nos podamos preparar para cuando esta persona llegue a nuestra vida. Si estás con alguien ahora y hay conflictos entre los dos, tal vez tengas la oportunidad de entenderlos a través de la conciencia y la compasión, permitiendo a ambas partes tener una comprensión más honda el uno del otro, lo cual los acercará. Mi parte espiritual cree firmemente que, de hecho, nos llegan las personas justo en el momento adecuado, y que hay un plan cósmico que determina quién llega a nuestra vida, incluidos los amigos y demás relaciones significativas. Si no te convence esta explicación espiritual, la neurociencia relacional dice que tenemos una sed inherente de conexiones afectuosas, sin importar las heridas que acarreemos. Con el apoyo adecuado, también nos prepararemos para sanar y encontrar la seguridad en nuestro interior. Cada uno de estos vínculos afectuosos, tanto espirituales como humanos, están ayudando a generar seguridad y confianza en nuestras relaciones, y sumándose a nuestros apoyos internos.

A medida que aprendes esta nueva forma de querer, tu pareja sentimental también puede crecer contigo, a la vez que sanan sus heridas más internas. Este es el trabajo más profundo que podemos realizar con ambos niños interiores. Muchas parejas consideran que sanar significa revisitar situaciones y sentimientos que causaron dolor con conciencia y práctica, de modo que cuando surgen conflictos pueden reaccionar de manera distinta. Por ejemplo, debido a mis experiencias en mi infancia y en mi primer matrimonio, seguía experimentando miedo cuando surgía el conflicto con mi pareja actual (o con tan solo un mensaje sin contestar). Al experimentar varias veces los conflictos y su posterior reparación, pude interiorizar que el conflicto era algo seguro, que me estaba permitido expresar mis necesidades y que la desconexión no tenía por qué significar abandono. En resumen, aprendí que esta persona no se iba a ninguna parte. Aprendí que está bien expresar mis emociones y mi verdad, y que ambos podíamos ser seres humanos perfectamente imperfectos juntos. El trabajo que iniciamos en el capítulo 5 sobre cómo adoptar a tu ser en todos sus aspectos permitirá que te unas a otro. Esta intimidad interna puede unirse a otra persona que también está desarrollando su capacidad para ser vulnerable, lo cual permite que ambos puedan compartir entre ustedes todas estas partes vulnerables y valiosas de su ser, en todos sus aspectos. Cuando comparto esa parte de mí que tiembla de miedo cuando mi pareja se olvida de responder un mensaje y él puede, a su vez, compartir su parte que necesita distanciarse cuando lo ataco, estamos construyendo un espacio seguro para los dos, donde podemos cuidar las partes heridas de cada uno.

Poco después de empezar a salir, el hombre que es ahora mi pareja me preguntó: «¿Cuánto tiempo vas a tardar en confiar en mí?». Lo miré y le dije: «Unos cinco años». ¡Y no lo decía en broma! En muchos sentidos, ya confiaba en él; pero, debido a mi pasado, sabía que tendría que aprender a confiar en el proceso a través del cual se construyen las relaciones sanas. Quería asegurarme de que podríamos trabajar nuestros problemas de forma consciente, porque sabía que estos saldrían, como ocurre en todas las relaciones. Como he mencionado antes, había mucho trabajo de sanación ya hecho desde que mi anterior matrimonio terminó, pero entrar en una relación íntima con otra pareja llevó todo ese trabajo a otro nivel. Ya no se trataba tanto de confiar en él, sino de confiar en que el universo me sostendría en medio del proceso de aprendizaje de la interdependencia. Nunca había experimentado esto antes, ni con mis padres ni con mi primer marido. Mi narrativa personal tenía que cambiar de «Las relaciones son peligrosas y me hacen daño» a «Ahora tengo a esta pareja con la que aprender». Todos los días, tenía que encontrar formas de soltar mi miedo y confiar en nuestro compromiso de crecer juntos. Con el tiempo, el pasado dejó de dictar mis actos, lo que permitió que estuviera más presente con él en cada momento.

Nuestro compromiso mutuo se ha ido profundizando a medida que pasan los años, y vamos generando más confianza en el otro, incluso en nuestros peores días. Algunos días siguen siendo complicados. Creo que la gente nos ve en Instagram y otras plataformas e imagina que tenemos una relación perfecta. Y, en ciertos aspectos, es verdad; no porque no tengamos problemas, sino porque continuamente estamos trabajando en nuestro compromiso común. Ahora, ya sabes que todas las relaciones pasan por baches, y que estos pueden despertar en nuestro interior los sentimientos más dolorosos y antiguos. Pensar que una relación perfecta es una cosa distinta a esto es un error. Las relaciones que se desarrollan de forma sana no son las que son un paseo, sino las que nos ponen retos y requieren que crezcamos.

Como te has embarcado en este viaje, vas a seguir sintonizando con la inteligencia de tu corazón. Con el tiempo, notarás que estás pasando de sentir que te falta algo o que eres diferente a sentir que estás conectado con todo, porque habrás empezado a ver que todo el mundo crece a lo largo de toda su vida, lidiando con obstáculos y tratando de entender lo que le ocurre, como tú. Estoy segura de que muchos de los que están leyendo estas páginas tienen muchas cicatrices de amantes del pasado o incluso del presente. A medida que avances en este viaje, comenzarás a sentir la ligereza resultante de atender y sanar esta herida antigua.

La ciencia nos dice que el 93 %, o más, de nuestra composición es la misma que la de las nebulosas, o el «polvo de estrellas».[1] Me encanta visualizar las relaciones de apoyo como una constelación en el cielo, todas conectadas y sirviendo de apoyo las una a las otras, de modo que todas puedan seguir brillando. Cuando nos permitimos confiar en el universo y en nuestra sabiduría interna inherente, descubrimos que algo más grande que los pensamientos y los sentimientos procedentes de nuestras heridas ha estado presente a nuestro lado, guiándonos y apoyándonos a lo largo de todo el camino.

También creo que una confianza creciente en la inteligencia de tu propio corazón y en la ayuda de los demás y del universo hará que te mantengas en el camino adecuado para ti. Esto puede que te lleve a tener coincidencias significativas en tu vida,[2] que te hagan sentir que estás recibiendo «señales» del universo. El psicólogo Carl Jung denominó a esto «sincronicidad». Ya sabes, esos momentos en los que te encuentras sonriendo de incredulidad porque los sucesos parecen conspirar para mostrarte que vas por el buen camino. Todo parece alinearse sin que tú tengas que hacer nada. Quizá sea algo tan simple como un deseo o necesidad tuya que se resuelve como por arte de magia en el momento más adecuado, o que suene esa canción en la radio que sabes que va dirigida a ti, o tal vez aparezca en forma de libro, cuando una cita te hace sentir como si te estuviera hablando directamente de algo que acabas de vivir. Con el tiempo, cuando encuentres tu ritmo y tengas más confianza, trata de observar cuándo el universo parece ir a tu favor; te ayudará a tener en mente que siempre tienes apoyo. Esto, junto con ser consciente de todas las veces que te han hecho daño, significará que ha llegado la hora de empezar a darte cuenta de todas las oportunidades que el universo te ha ofrecido para crecer.

Algunas personas dicen que cuando realizas este compromiso contigo mismo, y cada vez escuchas más la sabiduría de tu corazón y permites que la vida se despliegue ante ti, te conviertes en un imán para el amor. En lugar de buscar el amor como si estuvieras cruzando el desierto sin ningún oasis a la vista, la vida se convierte más en un río, en una fuente inagotable de vitalidad y sostén. Puede que por fin tengas la sensación de que siempre contarás con el amor suficiente dentro de ti, y esto es una invitación para que los demás se te unan. Te has dado cuenta de que el amor tiene su propia energía y que esta nunca se agota. Siempre está a tu alrededor bajo muchas formas y en distintos tipos de relaciones, y también se está convirtiendo en un estado dentro de tu propio ser. Si esto te parece que te queda lejos, lee la historia de Noelle, que va sobre la confianza en el universo y en la comunidad.

EL UNIVERSO TIENE UN PLAN MEJOR

Noelle era una paciente mía de 36 años que descubrió que podía soltar la idea de lo que había pensado que tendría que ser su vida a su edad y permitirse confiar en el universo. Pero empezamos en un lugar muy distinto. Al principio, acudió a mí totalmente desesperada, sumergida en la depresión, medicándose y bebiendo a diario. En el transcurso de nuestra primera sesión, me dijo que había terminado su última relación, porque sabía en su corazón que no iba bien. Ahora, de nuevo soltera, se sentía rota y como si nunca fuera a encontrar a «su persona». Me explicó que, cuando se conocieron, tuvieron un periodo de luna de miel maravilloso y largo, en el que habían viajado mucho juntos. Y fue cuando se mudó con él (una gran oportunidad para la intimidad, con todo lo que conlleva) que empezaron a surgir los problemas. Él podía pasar rato con ella, pero nunca le contaba nada de sí mismo. Ella comenzó a sentir como si viviera con un extraño, que además también era muy controlador con las cosas de la casa. Con el tiempo, él se centró cada vez más en el trabajo, y ella en esperarlo, como si estuviera sola en la relación. Con gran tristeza, tomó la sabia decisión de dejarlo. Estaban viviendo en California, y cuando rompieron, ella hizo el valiente movimiento de volver a Florida para estar más cerca de su familia.

Aunque se habían separado y habían puesto cierta distancia física entre ellos, su niña interior y su parte adulta todavía se aferraban a la idea que tenía de él y pensaba que podrían estar juntos en el futuro. A los 36 años, Noelle sentía como si su sueño de empezar una familia se le estuviera escapando. Su niña interior estaba sintiendo su herida por abandono de forma tan intensa que era como si solo él pudiera calmar este malestar. Como el sueño de la adulta y la niña interior seguían tan aferrados a él, su apego ansioso estaba completamente activado cuando vino a verme. Juntas, iniciamos el doloroso trabajo de sanar sus heridas de la infancia; Noelle y yo exploramos un recurso importante: los sentimientos de vínculo que había experimentado con personas anteriores a él. Me dijo que, justo antes de conocerlo, estaba satisfecha con su vida, y ni siquiera tenía pareja. Estaba viviendo en un departamento en California con cinco compañeras de piso. Recuerda llegar a casa del trabajo y pasar el tiempo allí con gente. Podía ver, por la alegría que desprendía su rostro y el modo en que se relajaba su cuerpo, que con estos vínculos se sentía bien. Luego, conoció a su ex y finalmente se mudó para seguir adelante con su relación. Por desgracia, perdió el contacto con sus amigas y su entorno, porque su niña interior se centró en esta única fuente de energía.

En primer lugar, y lo más importante de todo, era evidente que la sanación pasaba por ayudarla a alcanzar la plenitud y a encontrar un nuevo apoyo para su niña interior. Además, su parte adulta necesitaría realizar el duelo por la pérdida de la idea de la vida que quería. Abandonar la fantasía de que su ex era la clave para conseguir todo lo que quería pasaba por aceptar el simple y aterrador hecho de que no podemos controlarlo todo ni esperar que las cosas sucedan en un determinado momento. Cuando tenemos apego ansioso, una de las formas de calmarnos es a través del control de los sentimientos, los pensamientos y la conducta de otra persona, de modo que podemos virar el barco en la dirección que necesitamos para mantener a raya la ansiedad. Pero esto solo hace que esta siga en nuestro cuerpo, porque estamos tratando de hacer algo imposible. Por este motivo, no siempre es tan fácil como soltar. Tan solo se puede hacer construyendo recursos seguros en el interior, para poco a poco soltar el timón, apartarnos y dejar que el universo haga lo que tenga que hacer.

Trabajando juntas, Noelle se dio cuenta de que su depresión no era por extrañar a su ex. En realidad, estaba experimentando una tristeza profunda debido a la pérdida de un sueño de futuro al que se había estado aferrando todo este tiempo. Empezó a sentir que las compañeras de piso con las que se había llevado tan bien formaban parte de sus apoyos internos, y que podía contar con ellas, aunque sus presencias no estuvieran físicamente. Como tenía esta experiencia grabada en su cuerpo, podía sentir lo feliz que era cuando vivía con esas cinco mujeres, y que echaba mucho de menos estar con ellas todos los días. Con el tiempo, fue capaz de ver que la verdadera felicidad era el resultado de dos cosas: sanar su mundo interior y hacer espacio para reconectar con sus amigos y su familia. Al liberarse cada vez más de su herida por abandono, Noelle pudo soltar lo que su ex había representado. Incluso podía ver que, si hubiera tenido hijos con esta persona, se habría sentido todavía más sola.

Como con todo trabajo de sanación auténtico, los momentos en los que se movía hacia el futuro estableciendo vínculos significativos con nuevas cosas y personas iban acompañados de otros en los que realizaba el duelo por la pérdida de su sueño de empezar una familia. Cuanto más lloraba, más abierta estaba al consuelo, y el proceso de sanación prosiguió junto con cambios en su mundo exterior. Y como estaba recibiendo ayuda, ya no necesitaba el alcohol para calmar la ansiedad.

Cuanto más trabajábamos, más se expandía su mundo. Pero el cambio más significativo, que casi podríamos calificar de mágico, tuvo lugar cuando soltó la idea de que para alcanzar la plenitud necesitaba tener hijos. En vez de centrarse en un futuro incierto, era capaz de estar presente en el aquí y el ahora, con lo que verdaderamente le estaba generando alegría hoy. Se apoyaba en aquellos que consideraba que eran como su familia, y adoptó un perro. Cuando trajo a su precioso labrador de tres años al consultorio para que lo conociera, pude notar cómo la oxitocina (la substancia neuroquímica de la confianza) brotaba de ella mientras sonreía de oreja a oreja. Me dijo que no sabía si necesitaba un hombre o si ni siquiera quería tener hijos, puesto que así ya era muy feliz. ¡Y qué cosas tiene la vida! Al cabo de nueve meses había conocido a su nueva pareja, con un montón de cualidades positivas, que le permitió iniciar una relación interdependiente. Con facilidad, también supieron integrar su nueva relación con su familia y su comunidad. La ansiedad que la última vez la había conducido a cortar el contacto con todo el mundo salvo con su novio estaba lo suficientemente sanada como para que confiara en que no necesitaba hacer esto ahora. Un día, en mi consultorio, dijo que, sin duda, había un plan mejor esperándola que nunca habría sido capaz de imaginar, y que estaba muy agradecida por haber tenido la ayuda necesaria para poder soltar su antigua vida, la que creía que tenía planeada a la perfección, y permitir que se desplegara ante ella un nuevo futuro sorprendente e inimaginable.

ERES MUCHO MÁS QUE TU ESTADO SENTIMENTAL

Cuando vamos camino de alcanzar la plenitud, dejamos de perseguir ideales de amor (lo que una vez se sintió como amor o parecía amor), y dejamos que el amor entre ahora en todas sus formas de relación. Esto se hace estando presentes en nuestro cuerpo y permaneciendo fieles a la inteligencia de nuestro corazón. Cuando nos sentimos plenos, no tenemos que luchar o huir, ni que probar que merecemos la pena; lo sabemos de forma inherente y permitimos que las demás personas lo confirmen. Esto refuerza nuestro contacto con los apoyos internos, de modo que también sentimos su amor en el interior. Soltamos la necesidad de encontrar a «la persona» y cualquier concepción de lo que se supone que deberíamos haber logrado a nuestra edad. Cuando ahora los sentimientos antiguos de nuestro niño interior salen a la superficie, tenemos los recursos, interiores y exteriores, para escucharlo y consolarlo, de manera que la sanación se convierte en una parte constante de nuestra vida diaria, tan automática como respirar o cepillarnos los dientes.

No es solo nuestro estilo de apego el que nos mete presión para que sentemos la cabeza metiéndonos en una relación cuando toca. La sociedad también nos dice cómo debería ser nuestra vida. Deberíamos ir a la universidad, obtener un trabajo, casarnos y tener hijos. La lista continúa, y si no queremos nada de eso, algo debe de fallar en nosotros. Como resultado, muchos de nosotros sentimos que, si no alcanzamos algún objetivo ideal, hemos fracasado, o que, si nos divorciamos, significa que no lo hemos hecho bien. Si seguimos solteros a cierta edad, debe de ser porque somos defectuosos. Este plan de vida ideal se va pasando de generación en generación. Pero no hay molde para el amor. No hay una manera determinada en que deba desarrollarse la vida. Cuando abrazamos nuestro propio camino con compasión y comprensión y entramos en contacto con nuestros deseos y necesidades, nos liberamos de los estereotipos y los patrones hacia los que la sociedad nos quiere dirigir a la fuerza. Creo que nuestra cultura está gradualmente cambiando para dar más espacio a formas de vida alternativas, pero cuesta deshacerse de los viejos patrones, y todavía hay muchas mujeres que vienen a mi consultorio con mucha presión por parte de la familia y de la sociedad.

Una boda es una celebración muy bonita, pero no cambia quiénes son las dos personas que se casan, ni la naturaleza de su relación. Cada uno se encuentra en su propio momento vital, distinto del de los demás, y la vida puede transcurrir con o sin matrimonio, y con o sin pareja sentimental. Como hemos visto, estar soltero también es un lugar maravilloso desde el que crear vínculos afectuosos de todo tipo. Ya estés soltero, pasando por tu segundo o tercer divorcio, en una relación infeliz o trabajando con tu pareja para tener una relación de interdependencia, es necesario que sepas que estás justo donde debes estar para crecer y sanar.

LA MAGIA FLUYE A TRAVÉS DE TI

A un nivel más mágico aún, quiero que te imagines también que el poder transformador del amor puede adoptar muchas formas. Aunque se supone que nos tenemos que corregular con nuestra pareja, nuestra familia y nuestra red de apoyo, tenemos además la capacidad para corregularnos con la madre naturaleza. Todos los días, respiramos con los árboles. Nuestra inhalación es su exhalación, y nuestra exhalación es su inhalación. Cuando notamos esto, empezamos a conectar con nuestra interdependencia natural con todo lo que tiene vida. En la década de 1980, en Japón,[3] la práctica del *shinrin-yoku*, o el baño de bosque, se convirtió en un antídoto para nuestras vidas cada vez más tecnológicas y los estragos que esto provoca en nuestro cuerpo, nuestras emociones y nuestras relaciones. Tal vez hayas notado que al estar entre árboles hay algo en ti que cambia, y ahora investigaciones prueban que esta práctica puede disminuir la presión arterial, el nivel de estrés y la ira, favorecer el sueño, reforzar el sistema inmunológico y la salud del corazón, incrementar la variabilidad de la frecuencia cardiaca y ayudar con la depresión. Lo más importante para las personas con apego ansioso es que nuestro SNA se calma entre los árboles. Dicho de forma sencilla, pasear dos horas por el bosque nos puede tranquilizar y poner de buen humor, proporcionándonos la sensación de que estamos pasando tiempo con viejos amigos. Dejar en casa celulares y cámaras de fotos para absorber mejor las vistas, las fragancias y los sonidos del bosque (la práctica del baño de bosque) tranquiliza nuestro SNA y nos permite acceder a la sensación de unicidad, con todo lo que esto implica. No se trata de hacer senderismo o ejercicio, sino de simplemente caminar a un ritmo natural. Al hacer esto, nuestro sistema nervioso se alinea con la magia del momento presente, algo que podemos empezar a devolver a nuestro día a día.

¿Por qué te estoy contando esto? Para recordarte que no importa lo desconectado que puedas sentirte en un momento dado, porque la naturaleza siempre te está sosteniendo. Por ejemplo, mi experiencia personal de corregulación con la naturaleza es a través del océano. No importa de qué humor esté, cuando me sumerjo en el agua cálida que fluye sin parar, todo mi cuerpo se siente sostenido por el ritmo constante de las olas. La marea penetra en mi cuerpo, calmándolo y llevándome a un estado de conciencia tranquila. Me asombra cómo la relajación que obtengo de este movimiento serena mis pensamientos ansiosos hasta el punto de ser capaz de percibir el más mínimo reflejo o brillo en el agua. El agua siempre ha sido un apoyo para mí, desde que era pequeña, cuando podía pasarme horas nadando en la piscina o bañándome para desconectar. Los sentimientos asociados a estos recuerdos del pasado también forman parte de mi red de apoyo.

Vamos a detenernos un momento para que trates de recordar momentos en los que la naturaleza te ha calmado y apoyado. ¿Dónde estás? ¿Qué ves? ¿Qué hueles? ¿Qué escuchas? ¿Cómo te hace sentir esta experiencia en tu piel y en tu pelo? ¿Qué le ocurre a tu respiración y a tu frecuencia cardiaca? Estos lugares son recursos internos porque nuestro cuerpo los recuerda. Los recuerdos no sustituyen el hecho de pasar horas en la naturaleza, pero siempre están con nosotros en los momentos de estrés. Recordar el sonido del mar puede ayudarme a bajar el ritmo y regresar a esta experiencia sagrada.

El motivo de que nos sintamos así al conectar con la naturaleza es porque nos recuerda que formamos parte de algo más grande que nosotros mismos, que estamos interconectados con todo lo que existe. Nos sentimos acogidos de una manera que nos proporciona seguridad, instados a conectar a través de los sentidos, y sentimos un tipo de intimidad muy profunda. Calmarse de la mano de la madre naturaleza puede formar parte de nuestro proceso de sanación si se lo permitimos. Ella siempre está ahí para nosotros, latiendo y respirando a su ritmo perfecto, ofreciendo su energía para que podamos regresar a un estado de armonía.

Evidentemente, no siempre tenemos un acceso fácil a la naturaleza. Cuando no tengo la posibilidad de zambullirme en el océano, simplemente me quito los zapatos y pongo los pies sobre el césped. Puedo notar la tierra debajo de mí, sentir su sostén siempre presente. En unos cinco minutos, estoy mucho más calmada. Todo mi sistema nervioso se relaja y me llevo algo de esto cuando regreso al trabajo. Tal vez también te guste el agua como a mí y tomar un buen baño te tranquilice. Explora y descubre lo que te funciona a ti. Cuando te corregulas con personas que te apoyan, con parejas y con la naturaleza, estás construyendo una sensación de seguridad en tu ser que ayuda a disipar la ansiedad. También estás experimentando una de las verdades que entraña el ser humano: estamos cósmicamente diseñados para depender de muchos tipos de relaciones para obtener apoyo y bienestar.

LOS REGALOS DEL APEGO ANSIOSO

Algo que me preguntan constantemente es: «¿Puedo cambiar mi estilo de apego?». La respuesta es que sí. Al realizar el trabajo interno de alcanzar la propia plenitud y con relaciones que te apoyan, puedes tener una base más segura en tu interior. Pero ¿entrarás siempre en estados de ansiedad más fácilmente que la mayoría de las personas? La respuesta también es que sí. Cuando la ansiedad es una defensa tan habitual, que te recuerda que estés atento para no perder vínculos, siempre puede ser activada con ciertos sucesos y relaciones, incluso aunque hayas realizado años de trabajo interno y sanación. Todo lo que estás aprendiendo ahora, todo el esfuerzo que estás haciendo para sanar tu mundo interior, y cada nuevo vínculo que creas con personas que te apoyan, con la naturaleza y con los animales, siempre serán recursos a los que podrás acudir cuando aparezca la ansiedad.

Todo lo que estás haciendo para alcanzar la plenitud ya está cambiando tu patrón de apego al crear nuevas conexiones neuronales en tu cerebro y en tu cuerpo. Al escoger a personas seguras y que te aportan, estás recibiendo el tipo de apoyo que necesitabas en tu infancia. Con el tiempo, vas interiorizando la confianza de que puedes recibir amor y apoyo del exterior. Entrarás en una relación sentimental con la certeza de que la interdependencia es posible. Dado que tus heridas están en proceso de sanación, tus reacciones en una nueva relación están más arraigadas en el presente que en el dolor y los miedos del pasado.

Si la pareja que se te aparece tiene un estilo de apego más seguro que el tuyo, su forma de relacionarse en el día a día y en momentos de estrés te ayudará a seguir sanando. Lo más probable es que esta persona tenga mucha experiencia con conflictos y reconciliaciones, y es muy improbable que se te activen antiguas heridas en esta relación, al menos de una forma trágica. Esta pareja puede ser una base segura en la que encontrar seguridad y una persona dispuesta a relacionarse con interdependencia. Si tu nueva persona tiene tendencias evitativas, ambos necesitarán estar al corriente de cómo se activan cada uno y trabajar en sanar juntos. Con una pareja dispuesta, esto siempre es posible y tiene un gran potencial para el enriquecimiento mutuo.

La verdad es que nuestro estilo de apego cambia a largo de nuestra vida debido a un proceso llamado «neuroplasticidad». Como tenemos una necesidad inherente de formar vínculos afectuosos que nunca desaparece, siempre estaremos receptivos a un nuevo ofrecimiento de intimidad. Cuando sentimos seguridad, vulnerabilidad mutua y apoyo afectuoso en estas relaciones, nuestro cerebro desarrolla nuevas conexiones que fomentan un tipo de apego seguro. Nunca es demasiado tarde para que esto ocurra. Si combinamos este tipo de apoyo con todo el trabajo de sanación realizado con el niño interior, los cambios en tu cerebro que fomentan la sensación de seguridad no pueden hacer nada más que crecer. Pero más que centrarte en cambiar tu estilo de apego, lo cual ya de por sí te puede provocar ansiedad, te sugiero que abraces con aceptación el tipo de apego que tienes, tal y como es ahora, igual que has hecho con todas las partes de tu ser durante nuestro trabajo juntos. Porque lo cierto es que tener apego ansioso tiene muchos beneficios.

Tener apego ansioso significa que has desarrollado un nivel de sensibilidad muy alto, un gran corazón y una enorme capacidad de empatía. Cuando usé un pulpo para explicar tu energía, tal vez pensaras: «Qué asco, un pulpo». Pero estas criaturas han desarrollado una inteligencia increíble para compensar su vulnerabilidad al haber perdido la concha. Tienen la capacidad de cambiar de color, de forma e incluso de textura para camuflarse, desprenderse de un tentáculo que ha agarrado un depredador y hacer crecer uno de nuevo, meterse por agujeros minúsculos para escapar, aprender a hacer tareas muy deprisa e incluso desarrollar relaciones con seres humanos. Tal vez puedas ver lo vulnerables que son las distintas partes de tu niño interior, adaptadas de forma brillante durante la infancia para mantener lo más cerca posible a tus padres y protegerse, y ahora, con la ayuda de la sanación, también se están adaptando al amor y al cuidado que están recibiendo. Cuando nuestro niño interior ya no necesita ser abnegado para tener sus necesidades cubiertas, puede desplegar toda su sensibilidad con los demás y proporcionar cuidados con sabiduría y generosidad desde la plenitud. Sus límites internos y externos estarán bien definidos y serán flexibles, de modo que podrán ofrecer cuidados y atención, tanto a su mundo interior como a los que lo rodean.

Otro regalo es que las personas con apego ansioso solemos estar muy abiertas al cambio. Estamos acostumbradas a tender lazos más que a encerrarnos como las personas evitativas, así que es más probable que busquemos a los demás para ayudarnos a sanar nuestras heridas. Dado que aprendimos que la cooperación era más segura que ofrecer resistencia en nuestra familia, es más probable que también estemos más abiertos a ayudar a los demás, mientras que nuestra energía expansiva hace que estemos más disponibles para corregularnos con la gente de nuestro alrededor. En definitiva, las capacidades que desarrollamos por seguridad en la infancia nos convierten en parejas ideales para el trabajo de sanación, así como en candidatos perfectos para la interdependencia, una vez eliminado nuestro sentimiento de inseguridad.

En la cultura occidental, se nos ha enseñado que ser independiente y autosuficiente es una cualidad muy valiosa. Signo de fortaleza e ingenio. Pero no es así como estamos hechos los humanos. Como hemos estado diciendo, la conexión es un imperativo biológico, y toda nuestra forma de funcionar ha evolucionado de un modo que espera encontrar relaciones afectuosas y seguras. Una ventaja que tenemos es que todo nuestro estilo de apego va de crear y mantener vínculos, aunque las heridas de nuestros primeros intentos nos dificultan confiar en los demás. Ahora, con el proceso de sanación y más conocimiento de lo que es sano en una relación, puedes estar a gusto con el hecho de tener necesidades, puedes saber que depender de otras personas es sano y puedes celebrar tu capacidad natural para la interdependencia.

En la introducción de este libro, compartí mi idea del amor como la energía más beneficiosa y transformadora que existe. El amor es el hilo que une a toda la humanidad, la red que crea el propio universo. Es más, como seres humanos tenemos derecho a querer y a ser queridos, a sentirnos valiosos, seguros y apoyados en nuestras relaciones con los demás. Todo lo que he compartido en estas páginas se centra en sanar para que podamos hacer lo que es más natural en nosotros: compartir nuestro amor incondicional de un modo que nos incluya a nosotros y a los demás. Hemos necesitado primero centrarnos en nuestro propio mundo interior, para restablecer el equilibrio que se produjo cuando tuvimos que adaptarnos siendo abnegados con los demás. A medida que estas heridas se vayan sanando, espero que esto repercuta en tus relaciones actuales y futuras y te ayude no solo a atraer y conservar el amor seguro y duradero que deseas, sino también a conectar con algo más grande que todos nosotros. Puedes relacionar este poder con alguna divinidad, considerarlo tu mejor yo o adorarlo como parte de la naturaleza, pero tu trabajo es sanar por dentro para que te puedas alinear con la fuerza universal que es el amor en todas sus formas.

Como nuestro tiempo juntos se acerca al final, te invito a que consideres el trabajo que hemos realizado en este libro como un camino espiritual. Sí, hemos tratado temas tan mundanos como fregar los platos. También nos hemos enfrentado al dolor humano tan real del abandono. Confío en que, a lo largo de estas páginas, hayas descubierto el amor que hay en ti, al que puedes recurrir ante cualquier desafío que te traiga la vida. Y sí, esto hace más probable que encuentres a una pareja que te apoye y enriquezca para compartir con ella este viaje. Recuerda siempre la capacidad que tienes para querer y lo mucho que mereces recibir amor.

A medida que sigues sanando, espero que descubras los beneficios de la resiliencia y la sabiduría que son fruto de haber tenido la valentía de experimentarte a ti mismo de una forma nueva y de comprometerte con una forma más compasiva, amable y comprensiva de mirarte a ti y de ver tu vida. Desde este lugar, estás empezando a experimentar una nueva seguridad en tu interior, sintiendo que todos los que te han querido y apoyado forman parte de ti para siempre. Por favor, ten presente que no pasa nada si no lo tienes ya todo solucionado. Date cuenta de que posees la suficiente seguridad como para no tener que estar siempre esperando lo peor. Cuando vayas integrando todo esto, verás que puedes vivir tu vida y que tu mundo se expande. Espero que también estés reconectando con la sabiduría de tu cuerpo y que, a medida que aprendes a sentir tus emociones de forma diferente escuchando tu corazón, seas capaz de identificarte por completo en tu cuerpo, como si hubieras vuelto a casa.

Antes de dejarte ir, te imagino despidiéndote de las relaciones en las que tienes que mostrar abnegación y en las que tus necesidades no son cubiertas. Te veo lo bastante seguro como para dar tu opinión, sin querer acallar más ninguna parte de tu ser a cambio de migajas en nombre de lo que erróneamente llaman amor. Espero que ahora puedas ver que mereces mucho más que esto.

El viaje para alcanzar la propia plenitud siempre es largo y está lleno de obstáculos, y la sanación tiene distintas capas. No siempre es fácil y a veces dolerá. Pero la alegría que llega tras aceptar y querer a todo tu ser hace que merezca la pena todo el proceso. Además, descubres que encontrar el amor consiste en ser amor y permitir a los demás que te ayuden a mostrarlo. Más que un objetivo, este es un proceso constante que se extiende a medida que las distintas relaciones que estableces te proporcionan un espacio seguro en el que puedas compartir lo que ya posees, lo que ya eres. También estás ganando más claridad y conocimiento sobre lo que te ayuda a sentirte seguro en el hogar que eres para ti mismo, lo cual te permite establecer vínculos más profundos y experimentar una intimidad real, tanto en tu mundo interior como en el exterior. ¿Qué te deseo realmente? Que sigas mostrando una actitud abierta hacia la sanación. Que te permitas recibir también la ayuda de los demás en este camino. Que esta ayuda te proporcione lo que necesitas para seguir disolviendo las capas de tu dolor, abriéndote a una nueva forma de querer y ser querido. Quiero agradecerte personalmente que hayas confiado en mí para guiarte y acompañarte en esta parte de tu viaje hacia tu verdadero yo y hacia una vida llena de relaciones satisfactorias. Me siento muy honrada de estar compartiendo este viaje contigo. Un abrazo desde mi corazón al tuyo.

AGRADECIMIENTOS

Hacer este libro ha sido una aventura desafiante y gratificante. Cuando empecé este proyecto me sentía bastante sola, pero la ayuda que necesitaba comenzó a llegar. Cayla Clark hizo un trabajo impresionante al editar mi sarta de ideas cuando hicimos la primera versión del libro. Luego hubo un parón, lleno de agitación, mientras completaba cómo aproximarme al intimidante mundo editorial. Durante esta época, Shannon Kaiser me animaba sin descanso y me recordaba que el mensaje de este libro era importante para mí. Me fue empujando hasta que encontré a mi maravillosa agente, Kathy Schneider. Su fe en mí me ha ayudado a seguir adelante cada día.

Y las personas adecuadas siguieron apareciendo.

Podríamos decir que Ruby Warrington es la voz de chica agradable del libro. Reescribimos el manuscrito juntas. Con la ayuda de Ruby, nos divertimos mucho poniéndonos creativas. Gracias, Ruby, por hacer posible este libro. Luego, Bonnie Badenoch llegó para enriquecer el libro. Sus conocimientos sobre neurobiología interpersonal fueron de gran ayuda para darle al libro base científica, y también aportó compasión y ternura al proceso de sanación, que es el mensaje principal del libro. Gracias, Bonnie, no solo por ayudarme a ordenar el contenido, sino también por reafirmarme cuando lo necesitaba.

Gracias a mi editorial, TarcherPerigee, por su entusiasmo y cuidado. Estoy especialmente agradecida a mi editora, Sara Carder. Tienes buen ojo y tus sugerencias han ayudado en gran medida a este libro en su transición hasta su forma final. Melissa Montalvo, mi *project manager*, me ayudó en cada paso del camino con aplomo y firmeza.

Este libro también está lleno de la energía de muchas personas cuya obra me inspiró. Harville Hendrix y Helen Hunt, Bonnie Badenoch, Dan Siegel, Stephen Porges, John Bowlby y Mary Ainsworth, y Carl Jung. A lo largo de los años, me han inspirado demasiados colegas como para mencionarlos a todos aquí, quienes han compartido su sabiduría acumulada tras años de experiencia. La valentía de mis pacientes me inspira todos los días, y me invita a acompañarlos a lo largo del camino hacia la sanación. He aprendido muchísimo de cada uno de ustedes, y lo que han compartido conmigo está presente en cada página de este libro.

Quiero agradecer la ayuda de mi familia y de mis amigos íntimos: mamá y papá, Blayre Farkas, Alan Stevens, Christina Arcangelo, Licette Sangiovanni y Gina Moffa, entre otros. Sobre todo, quiero darle las gracias a Sven Frigger por ser mi compañero cósmico, que todos los días me enseña algo sobre la sanación conjunta. Siempre has estado a mi lado de un modo que no sabía que existía, y me has mostrado un amor que nunca habría imaginado que fuera posible. Si no fuera por tu amor, nunca me habría animado a escribir este libro. Sigues creciendo a mi lado y queriéndome, incluso en los momentos más difíciles. Mi agradecimiento más profundo va para ti, mi amor.

La vida es un misterio maravilloso, y he aprendido que crear un manuscrito para que el mundo lo lea es un proceso lleno de incertidumbre, miedo y suspense. Requiere muchísima paciencia; pero, sobre todo, un buen equipo. Todos ustedes lo han sido para mí, y estoy muy agradecida.

NOTAS

Introducción

1. Una definición muy corta de codependencia: Melody Beattie, *Codependent No More: How to Stop Controlling Others and Start Caring for Yourself* (Center City, MN: Hazelden Publishing, 1992), págs. 29-31.

2. La neurociencia relacional también nos dice esto: Daniel J. Siegel, *Mindsight* (Nueva York: Bantam Books, 2011), pág. 55, (trad. cast.: *Mindsight: la nueva ciencia de la transformación personal*, Paidós, Barcelona, 2011).

PRIMERA PARTE
CÓMO NOS PERDEMOS A NOSOTROS MISMOS

Capítulo 1. Nuestro rol en las relaciones

1. Teoría del apego, también conocida como la ciencia de cómo nos vinculamos en la infancia: Saul Mcleod, «Bowlby's Attachment Theory», *Simply Psychology*, 5 de febrero de 2017, <https://www.simplypsychology.org/bowlby.html>.

2. La teoría del apego adulto romántico: Phillip R. Shaver y Cindy Hazan, «A Biased Overview of the Study of Love», *Journal of Social and Personal Relationships* 5, n.º 4 (noviembre de 1988), págs. 473-501, <https://doi.org/10.1177/0265407 588054005>; Sara H. Konrath *et al.*, «Changes in Adult Attachment Styles in American College Students Over Time: A Meta-Analysis», *Personality and Social Psychology Review*, vol. 18, n.º 4 (abril de 2014), págs. 333-334, <https://doi.org/ 10.1177/1088868314530516>.

3. Según Porges: Stephen W. Porges, *The Pocket Guide to the Polyvagal Theory: The Transformative Power of Feeling Safe* (Nueva York: W. W. Norton & Company, 2017), págs. 5-8.

4. Porges acuñó el término de neurocepción: Stephen W. Porges, *The Polyvagal Theory: Neurophysiological Foundations of Emotions, Attachment, Communication, Self-regulation* (Nueva York: W. W. Norton & Company, 2011), págs. 11-13.

5. Cuando este radar detecta que estamos a salvo: Porges, *The Pocket Guide to the Polyvagal Theory*, págs. 5-7.

6. Ahora, también hay una tercera rama en el SNA: Deb Dana, *Polyvagal Exercises for Safety and Connection: 50 Client-Centered Practices* (Nueva York: W. W. Norton & Company, 2020), pág. 16.

7. El SNA empieza a desarrollarse con él: Dana, *Polyvagal Exercises for Safety and Connection*, págs. 8-9.

8. Idealmente, esta corregulación se da a través de ello: Kathy L. Kain y Stephen J. Terrell, *Nurturing Resilience: Helping Clients Move Forward from Developmental Trauma. An Integrative Somatic Approach* (Berkeley, CA: North Atlantic Books, 2018), págs. 20-22.

9. No obstante, es posible reconectar nuestra capacidad para regularnos: Daniel J. Siegel, *Pocket Guide to Interpersonal Biology: An Integrative Handbook of the Mind* (Nueva York: W. W. Norton & Company, 2012), 8-1–8-8; Siegel, *Mindsight*, pág. 5.

10. Aparte del hecho de que es casi un 50 %: «Marriage and Divorce», *American Psychological Association*, último acceso 2 de abril de 2021, <https://www.apa.org/topics/divorce-child-custody>.

11. En relaciones íntimas: Siegel, *Mindsight*, págs. 59-62.

Capítulo 2. El lenguaje secreto del pacto con nuestro niño interior

1. Nuestras experiencias de apego con nuestros padres: Kain y Terrell, *Nurturing Resilience*, págs. 34-35.

2. Según la teoría cuántica, todo en el universo lo es: Jeff Greensite, *An Introduction to Quantum Theory* (Philadelphia: IOP Publishing, 2017), 19-1–19-15; Zamzuri Idris, «Quantum Physics Perspective on Electromagnetic and Quantum Fields Inside the Brain», *Malaysian Journal of Medical Sciences* 27, n.° 1 (febrero de 2020), págs. 1-5, <https://doi.org/10.21315/mjms2020.27.1.1>.

3. Para que puedas entender mejor cómo funciona la energía: Bonnie Badenoch, *Being a Brain-wise Therapist* (Nueva York: W. W. Norton & Company, 2008), pág. 60.

Capítulo 3. El baile ansioso-evitativo y muchos más

1. El pánico que se dispara en nuestro sistema nervioso: Amir Levine y Rachel Heller, *Attached: The New Science of Adult Attachment and How It Can Help You Find —and Keep— Love* (Nueva York: TarcherPerigee, 2011), págs. 80-81.

2. Podríamos llamar a esto «estrategias de desactivación»: Levine y Heller, *Attached*, 116-117, (trad. cast.: *Maneras de amar: la nueva ciencia del apego adulto y cómo puede ayudarte a encontrar el amor y conservarlo*, Urano, Barcelona, 2011).

3. Los narcisistas realmente crean supuestos desestabilizadores: Elinor Greenberg, «Why Is It So Hard to Leave the Narcissist in Your Life?», *Psychology Today*, 31 de enero de 2018, <https://www.psychologytoday.com/intl/blog/understand ing-narcissism/201801/why-is-it-so-hard-to-leave-the-narcissist-in-your-life>; Craig Malkin, *Rethinking Narcissism* (Nueva York: HarperCollins Publishers, 2015), págs. 134-135.

4. Es un término que se maltrata mucho: Elsa Ronningstam, «An Update on Narcissistic Personality Disorder», *Current Opinion in Psychiatry*, vol. 26, n.º 1 (enero de 2013): págs. 102-106, <https://doi.org/10.1097/YCO.0b013e328359979c>; Paroma Mitra y Dimy Fluyau, «Narcissistic Personality Disorder», (*Treasure Island*, FL: StatPearls Publishing, 2020), vol. 1, <https://www.ncbi.nlm.nih.gov/books/ NBK556001/>.

5. En los inicios de una nueva relación amorosa: Brenda Schaeffer, *Is It Love or Is It Addiction?*, 3.ª ed. (Center City, MN: Hazelden, 2009), pág. 103; Siegel, *Mindsight*, pág. 44.

6. A medida que una relación se mueve hacia el reino de los vínculos duraderos: Bonnie Badenoch, *The Heart of Trauma* (Nueva York: W. W. Norton & Company, 2018), pág. 115; Levine y Heller, *Attached*, págs. 251-252; Schaeffer, *Is It Love or Is It Addiction?*, pág. 45.

SEGUNDA PARTE
ALCANZAR LA PROPIA PLENITUD

Capítulo 4. Escucha a tu corazón

1. Conectaremos de forma más profunda con nuestro ser intuitivo: Badenoch, *The Heart of Trauma*, pág. 58; Porges, *The Pocket Guide to the Polyvagal Theory*, pág. 15.

2. Ejercicio: Meditación de escaneo del corazón: Lynn Carroll, «Heart Scan Meditation», Therapy Space, último acceso 9 de marzo de 2021.

Capítulo 5. Sanar a tu niño interior desde dentro

1. Con el tiempo, incluso mejor: Daniel P. Brown y David S. Elliot, *Attachment Disturbances in Adults: Treatment for Comprehensive Repair* (Nueva York: W. W. Norton & Company, 2016), pág. 292.

2. El neurobiólogo interpersonal Dan Siegel: Siegel, *Mindsight*, págs. 17-19 y 227.

Capítulo 6. De la abnegación a la propia plenitud

1. Esta meditación también está diseñada para ayudar a relajarte: Kamini Desai, *Yoga Nidra: The Art of Transformational Sleep* (Twin Lakes, WI: Lotus Press, 2017), págs. 45-50.

2. Uno de los beneficios de realizar esta práctica: Haiying Shao y Ming-Sheng Zhou, «Cardiovascular Action of Oxytocin», *Journal of Autacoids and Hormones*, vol. 3, n.º 1 (noviembre de 2014), pág. 1, <https://doi.org/10.4172/2161-0479.1000e124>.

TERCERA PARTE
AMAR DESDE LA PLENITUD

Capítulo 7. La belleza de los límites

1. Estamos programados para conectar: Lauren Brent *et al.* «The Neuroethology of Friendship», *Annals of the New York Academy of Sciences*, vol. 1316, n.º 1 (mayo de 2014): págs. 1-17, <https://doi.org/10.1111/nyas.12315>; Julianne Holt-Lunstad, Theodore Robles y David A. Sbarra, «Advancing Social Connection as a Public Health Priority in the United States», *American Psychologist*, vol. 72, n.º 6 (septiembre de 2017), págs. 12-13, <https://doi.org/10.1037/amp0000103>; Porges, *The Polyvagal Theory*, págs. 284-289; Siegel, *Mindsight*, pág. 17.

2. Autora y psicoterapeuta: Sue Johnson, *Hold Me Tight: Seven Conversations for a Lifetime of Love* (Nueva York: Little Brown Spark, 2008), pág. 21.

Capítulo 8. Una nueva forma de amar y ser amados

1. Investigaciones sobre un buen apego entre madres y sus bebés: Ed Tronick y Marjorie Beeghly, «Infants' Meaning-making and the Development of Mental Health Problems», *American Psychologist*, vol. 66, n.º 2 (julio de 2011), págs. 107-119, <https://doi.org/10.1037/a0021631>; Chloë Leclère *et al.*, «Why Synchrony Matters During Mother-Child Interactions: A Systematic Review», *PlOS One*, vol. 9, n.º 12 (diciembre de 2014): págs. 11-17, <https://doi.org/10.1371/journal.pone.0113571>.

2. Esto significa tener la capacidad de reconocer los viejos patrones: Harville Hendrix y Helen LaKelly Hunt, *Getting the Love You Want: A Guide for Couples* (Nueva York: St. Martin's Griffin, 2019), págs. 79-81.

Capítulo 9. El misterioso poder de transformación del amor

1. La ciencia nos dice que el 93 % de nuestra composición es la misma que la de las nebulosas: American Physical Society, «How Much of the Human Body Is Made Up of Stardust?», Physics Central, último acceso 5 abril de 2021, <https://www.physicscentral.com/explore/poster-stardust.cfm>; SDSS/ APOGEE, «The Elements of Life Mapped Across the Milky Way», *Sloan Digital Sky Survey*, 5 de enero de 2017, <https://www.sdss.org/press-releases/the-elements-of-life-mapped-across-the-milky-way-by-sdssapogee/>.

2. Esto puede que te lleve a tener coincidencias significativas: Eugene Pascal, *Jung to Live By* (Nueva York: Warner Books, Inc., 1992), págs. 200-205.

3. En la década de 1980, en Japón: Qing Li, *The Japanese Art and Science of Shinrin-yoku—Forest Bathing: How Trees Can Help You Find Health and Happiness* (Nueva York: Viking, 2018), págs. 57-77, (trad. cast.: *El poder del bosque. Shinrin-Yoku: cómo encontrar la felicidad y la salud a través de los árboles*, Roca Editorial, Barcelona, 2018).